跟代金刚一起练：
不累不痛不生病

代金刚　著

中国盲文出版社

图书在版编目（CIP）数据

跟代金刚一起练：不累不痛不生病：大字版／代金刚
著. —北京：中国盲文出版社，2020.7
ISBN 978-7-5002-9843-4

Ⅰ.①跟… Ⅱ.①代… Ⅲ.①导引—养生（中医）
Ⅳ.①R212

中国版本图书馆 CIP 数据核字（2020）第 109871 号

本书由科学技术文献出版社授权中国盲文出版社在
中国大陆地区出版发行大字版。

跟代金刚一起练：不累不痛不生病

著　　者：代金刚
责任编辑：韩明娟　顾　盛
出版发行：中国盲文出版社
社　　址：北京市西城区太平街甲 6 号
邮政编码：100050
印　　刷：东港股份有限公司
经　　销：新华书店
开　　本：787×1092　1/16
字　　数：155 千字
印　　张：15.25
版　　次：2020 年 7 月第 1 版　2020 年 7 月第 1 次印刷
书　　号：ISBN 978-7-5002-9843-4/R·1268
定　　价：45.00 元
销售服务热线：（010）83190520

让术养走近生活

中医养生之道寄托了人们追求健康的美好愿望，中医所讲的养生学用通俗的语言讲就是健康长寿的学问。在五千年之前，甲骨文上就出现了相关内容，足以证明老祖宗很早就注意到养生的问题了。

中医所讲的养生概念很广泛，方法手段也多种多样，概括地讲，包括术养、食养、药养等。所谓术养，是一种非药物疗法，即不用药物、食物，而是通过一系列技术来达到养生保健目的的方法。比如中医导引法、针灸、按摩等。人体疾病的治愈都需要三分治七分养，养生和调养发挥主要的作用。所以养生对于每个人都有非常重要的作用和意义。

代金刚博士是中国中医科学院医学实验中心的后起之秀，在养生学这个领域，特别是在导引养生方面取得了突出成绩。他对中医导引法的作用机制开展了深入的科学研究，承担了国家、北京市和中国中医科学院多项课题，采用现代科学技术证明了中医导引养生的科学性、有效性。

非常高兴看到代博士所著的《跟代金刚一起练：不累不痛不生病》一书出版。该书对有关中医导引养生学的理论、方法、手段进行了总结，是代博士有关中医导引法研究的精华之处。这些方法能够让广大群众学得会、用得上，不觉得累，不觉得痛，轻轻松松预防和辅助治疗疾病；为关注健康的中老年人和工作节奏快、生活压力大的青年人都提供了切实可行的方法。

非常期待在学术领域，把养生学科学化、现代化、通俗化，而不是搞成封建迷信，代金刚博士在这方面做了有益的尝试。该书深入浅出，有理论、有实践、有经验、有方法，让博大精深的中医养生学贴近生活，通俗可行，对于维护人们的健康长寿非常有益。

欣然为之序！

中国工程院院士　李兰娟

宗古训，寓新意

养生是中华民族的特有概念，也是中医维护健康的特色和优势。中医养生指遵循生命的发生发展规律，以中医理论为指导，采取各种方法和技术，促进身心健康，达到提高生活质量、预防疾病、延年益寿的目的。《黄帝内经》全书共162篇，有33篇论及养生，如《素问·上古天真论》说"上古之人，其知道者，法于阴阳，和于术数，食饮有节，起居有常，不妄作劳，故能形与神俱，而尽终其天年，度百岁乃去"，强调顺应自然及饮食、起居、情志调养对保健延年的作用，至今仍具有指导意义。

中医养生理论与实践，主张调动人体的自身功能，对内杜绝内伤疾病形成，对外防范外邪入侵，有效地实现医疗卫生战略重心前移的目标。中医养生可概括为三类：一是日常养生，包括趋安避险、顺应四时、饮食有节、起居有常、精神恬淡、小劳无极、养老哺幼等方面；二是食养药养，都以不得病或少得病为原则；三是吐纳导引，包括各种呼吸吐纳行气、导引按摩等内容。这三类构成了中医养生的基本框架。

代金刚博士多年来致力于中医养生研究，特别是对中医导引养生理论与实践研究多有建树。2008年，他分配到中国中医科学院工作，适逢国家中医药管理局组织健身操比赛，他担当起培训全院职工八段锦等健身操的重任，取得佳绩。2013年，在中国中医科学院与中央电视台合作项目之中，代博士全程主持《二十四节气养生》系列节目。2014年，又参与中央电视台中文国际频道《四季中国》的录制，通过央视平台、报纸、新媒体大力推广节气养生文化。同年年底，代博士被《健康时报》、清华大学、北京大学、复旦大学健康传播机构联合评选为"健康中国年度十大风尚人物"。《健康时报》《经济日报》《科技中国》《生命时报》等多家媒体对其事迹进行了专题报道。几年来，代博士在中央电视台《健康之路》《中华医药》和北京卫视《养生堂》等栏目录制养生节目200余期，受益观众达2亿多人次。

在中国中医科学院的支持下，2016年代金刚博士出版《中医导引养生学》一书，该书已作为中国中医科学院研究生教材。为满足广大观众和读者学习需要，他又笔耕不辍，著成《跟代金刚一起练：不累不痛不生病》一书，该书根据不同部位，如颈椎、腰椎、手腕、膝关节；不同场景，如办公室、汽车上、客厅；不同疾病，如糖尿病、高血压病、心脏病等给出导引运动建议，这些方法简便易行、科学有效、不拘时间、不限场地，非常适合当今快节奏生活方式下的人们去修、去行、去练。

该书所介绍的导引方法，都有历史渊源，在教学实践中，代金刚根据现代人的健康状况进行了调整，既宗古训，又寓新意，是广大读者学习中医养生的一叶小舟，是中医爱好者登堂入室的一条小路，是防病治病获得健康的一根小杖……相信此书对推广中医养生保健方法、促进民众健康具有积极意义，有鉴于此，谨致数语，乐为之序。

全国政协委员

中国中医科学院原院长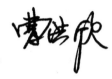

目 录

第九章　呼吸吐纳，将健康植入生活

第一章

走近导引

　　1973 年，湖南长沙马王堆三号汉墓出土了一幅工笔彩色帛画，帛画上画有不同的人物形象，有男、有女、有老、有幼，人物旁还有文字。这幅画引起了大家极大的兴趣，然而，尘封在地下 2000 多年，画卷已经残缺不全，画里的人在做什么，这些人物形象放在一起又有哪些深刻含义？为了回答这些问题，考古学家对其进行复原，中医学家、传统体育专家、舞蹈家、文字学家都积极参与这幅画的研究，经过不同学科专家的共同努力，谜底终于揭开……

认识"导引"

马王堆出土的帛画长 100 厘米，高 40 厘米，分上下 4 层，绘有各种人物 44 个，这些人男、女、老、幼均有，或着衣，或裸背，每个人都在练习导引法，所以这幅图被命名为"马王堆导引图"。

那么问题就来了，什么是导引呢？

在诸子百家之中，有一位逍遥自在、物我两忘的高人，此人姓庄名周，在其所著的《庄子》一书中就记载了导引一词："吹呴呼吸，吐故纳新，熊经鸟申，为寿而已矣。此导引之士，养形之人，彭祖寿考者之所好也。"根据庄子的描述，可以看出来，导引和形体的活动、呼吸吐纳有密切关系，"熊经鸟申"很容易让我们联想到五禽戏和华佗。华佗是三国时期著名的医生，曾经给曹操治头疼，给关羽刮骨疗毒，华佗编创的五禽戏流传广泛，其实五禽戏就是导引法的一种。

华佗是一位名医，精通内外妇儿各科疾病的治疗。而五禽戏是模仿动物的导引动作，怎么也是华佗研究的范围呢？

这是本章要回答的关键问题，也是您阅读后面章节的基础，更是各位读者跟着图片一起做导引动作、改善身体不适症状的理论依据。

在《黄帝内经》中有一篇《异法方宜论》，在文中，黄帝问岐伯，不同地区的医生治病，同样的病而治疗方式各不相同，但都可治愈，是为什么呢？岐伯的回答大意如下：因为东、南、西、北、中央五方的地理环境、自然气候的差异，以及生活习惯的不同，在不同地区生活的人们发明创造了不同的治疗方法，并经历代圣人的整理、提高形成了系统的理论和手段。这些手段包括砭、针、灸、药、按跷和导引。也就是说，五禽戏这样的导引方法能起到养生保健、防病治病的作用。华佗研究编创五禽戏并没有跨界，而是在尽一位医生的本职，《黄帝内经》也把导引法作为重要的治疗手段。

除了《黄帝内经》，还有哪些书记载和应用了导引法来预防和治疗疾病呢？

应用导引法预防和治疗疾病的书籍，首推《诸病源候论》，这本书是巢元方所著，成书于隋朝大业六年，也就是公元 610 年，距今有 1400 多年了。《诸病源候论》是中国最早论述各科疾病病因和证候的专著，总结了隋以前的医学成就，对临床各科病证进行了搜求、征集、编纂，并进行了系统的分类。全书分 67 门，载列证候论 1739 条，叙述了各种疾病的病因、病机、证候等。这本书有个鲜明的特色，即讲了疾病的病因、病机，但没有提示治疗相应证候的方药，而是在部分证候之下，记载了能够治疗相应证候的导引法。中医学强调辨证论治，《诸病源候论》这本书，可谓开辟了辨证导引的先河。

此外，在陶弘景所著的《养性延命录》、孙思邈所著的《千金要方》、高濂所著的《遵生八笺》、以宋徽宗名义颁行的《圣济总录》等书中都对导引有详细的论述，足以看出历代医家都对导引法非常重视。从养生治未病的意义上看，导引可以锻炼身体、增强体质、保持朝气、焕发精神。从医疗意义上来说，导引可以充分发挥和调动内在因素的积极作用，达到防病治病的目的。

不打针、不吃药治疗疾病的方法均属于非药物疗法，针灸、理疗、按摩、导引都是其中的一部分。随着大健康理念越来越深入人心，以及人们对健康认识的发展，非药物治疗的研究和应用日益被重视。

这么多方法，究竟哪个方法更适合自己，是不是拿来一个照着练就行呢？

不同体质、不同年龄、不同身体状态、不同症状、不同疾病的人群应该采用不同的导引方法，因为不同动作对人体影响不尽相同，有的动作重点调理脾胃，如八段锦中"调理脾胃须单举"；有的动作重点调节脊柱，如五禽戏中的"鹿戏"；有的动作可以疏肝，如六字诀之"嘘字诀"。基于这个理论，本书详细为您调理颈椎、腰椎、肩关节、膝关节等骨伤科问题，糖尿病、高血压病、失眠等内科问题，同时为您讲授针对肝、心、脾、肺、肾五脏保养的导引法，您只需跟着图片和文字一起练习就可以了。

如果您已经迫不及待地想要针对自己的问题去练习，现在就可以翻开相应的章节了。对于初学者，坚持练习 20 分钟左右就会有点累，练习的间隙还可以阅读一下其他的章节，我会告诉您为什么导引法如此丰富多彩！

导引瑜伽似姐妹，相似有别皆养生

瑜伽源于印度，和导引一样有着悠久的历史，有哲学思想的指导，有传统医学理论的支撑。近几十年来，瑜伽和时尚紧密结合在一起，走出了一条"内销转出口"的发展道路。中医导引却正面临着前所未有的窘况，法国、瑞士、美国、日本等地对中医导引的重视甚至超过了中国。既然瑜伽在短短的几十年走进了高端写字楼，受到了青年人的青睐，导引能否借鉴瑜伽的发展之路呢？首先我们需要了解一下导引和瑜伽有何相同与不同。

练习导引和瑜伽都有一些相同的要求，导引强调"三调合一"，即调身、调息、调心的合一，瑜伽也存在体位法、呼吸、冥想三者的紧密联系。

一、调身与体位法

调身的内容可概括为屈、伸、松、紧四个字，调身的基本要求可概括为形正、体松两方面。

瑜伽体位法的梵文为 Asana，其意义为在某一个舒适的动作或姿势上维持一段时间。通过一些扭转、弯曲、伸展的动作，及动作间的过渡，刺激内分泌腺体、按摩内脏，起到松弛神经、伸展肌肉、强化身体、镇静心灵的功效。体位法也有仿生的因素，如蛇式、兔式，还有一些体位法是瑜伽行者自行体验创造出来的，如肩立式、扭转式。

导引的调身和瑜伽的体位法都包含仿生动作，导引中的五禽戏是模仿虎、鹿、熊、猿、鸟五种动物，并结合中医学理论编创而成，瑜伽体位法中的蛇式、猫伸展式也是通过模仿动物的姿势发展而来的，其不同点在于导引的调身在发展过程中形成了多个整套动作，如八段锦、易筋经、五禽戏和峨眉十二庄等，而瑜伽的体位法则以单个动作为主，如举臂式、伸展侧角式、侧边强拉式等。

二、导引和瑜伽的呼吸方法

导引和瑜伽的呼吸方法都可以分成胸式呼吸和腹式呼吸，二者在动作熟练之后，都强调通过腹式呼吸的方法来练习。二者都很重视呼吸和动作的配合，在导引中体现在三调合一，瑜伽在动作拉伸的同时也要遵循规定的呼吸方法。其不同之处是导引在有一定基础后，侧重于逆腹式呼吸，瑜伽中未严格区分逆和顺的方法。

三、调心和冥想

导引的调心和瑜伽的冥想都属于心理、精神调节的范畴，二者都很重视通过这样的调节达到内心的安静，排除纷繁的思绪。二者也都不赞同过度使用守一的方法，而强调似守非守和存想的方法。如瑜伽冥想词："想象自己躺在一片绿色的草地上，软软的，绵绵的，阵阵清香扑面而来。蓝蓝的天空没有一丝云彩。潺潺的小溪，从身边缓缓流过，叫不出名的野花，争相开放。远处一头母牛带着它的崽崽在散步，身边孩子们尽情地嬉戏玩耍着。一只蛐蛐在地里蹦来蹦去，还有那树上的鸟儿不停地在歌唱。"这样的冥想词让我们的意识不间断地按照既定程序来进行，和《黄庭内景经》中的存想五脏之神的方法相一致，属于以念制念。其不同点在于，瑜伽的冥想较少和体位法同时练习，而导引在动作过程中也非常重视调心。

四、身体动作、呼吸和心理调节的关系

导引强调身、心、气的三调合一，练习瑜伽也要求体位、呼吸、冥想有次第、有顺序。人每时每刻都在进行呼吸活动，呼吸到人体的是气，进而总结气是人体生命活动的本源，生命的表现形式。人的生命就在于一呼一吸之间。中医学认为气是人体生命之维系，人体的各种功能活动皆由气推动和调控，瑜伽也认为宇宙间有气存在，把气称为 prana，也叫作生命能量。总的来说，呼吸不只存在于活着与死亡这一瞬间，它与我们的情绪、心灵和大脑也密切相关。

通过呼吸来达到养生康复的目的，是导引和瑜伽练习过程中的关键所在。比如，当我们受到惊吓时，会倒吸一口气并屏住呼吸；当我们生气、难过时，呼吸就会变得没有规律而且起伏很大。也就是说，呼吸和情绪、大脑是相互依赖、相互影响的，不同的心理状态下会有不同的呼吸。在《素问·举痛论》中就有情志刺激对气机影响的论述："怒则气上，喜则气缓，悲则气消，恐则气下，惊则气乱，思则气结。"心境可以影响呼吸，呼吸也会影响我们的心境。练习呼吸法，均匀、和缓、沉静地呼吸，可以减少情绪的波动，而平静的身心状态无疑对养生是最有益的。

在身体活动方面，导引和瑜伽都形成了既有相似性又有区别的系统、科学而优美的身体锻炼方法。中医导引无论哪一种身法，都是以养精、练气、调神为运动的基本要点，以动形为基本锻炼形式。同样，外在的肢体锻炼对瑜伽来说，只是为了达到内在精神与身体和谐的形式，或者说是手段。

人的身与心一生相伴，同在一体又不乏矛盾，并非总是协调统一。古印度和古代中国的医家认识到这一点，都重视身心合一的整体调养。正如中医学所讲"心主神""心为五脏六腑之大主""心伤则神去，神去则死矣"。

五、导引和瑜伽对现代养生康复的启示

通过以上导引和瑜伽的比较可以看出，导引和瑜伽在养生康复理论和实践方面都有较多相似或相通之处。甚至可以认为，导引和瑜伽是人体生命科学的姊妹篇。

从养生康复功效上看，导引和瑜伽的作用原理在根本上是一致的，主要概括为保持和促进机体各系统发挥正常功能，尤其是改善内分泌系统功能、按摩内脏器官，使全身功能恢复平衡等。如果可以综合运用导引和瑜伽，对于日常养生和疾病康复会起到较好的效果。

从临床康复角度看，目前已经有运用导引进行疾病康复的有益尝试，如将中医导引用于脑卒中患者的功能恢复，导引能够放松身心，缓解由紧张等不良情绪导致的肌张力增高。导引有利于精神的调摄，使精神内守，当患者情绪稳定时，更有利于其接受训练并产生积极的效果。

总的来说，导引和瑜伽在理论和方法上有很多共同点，在具体的动作上各有特色。从目前的习练人群看，瑜伽的练习者以年轻人居多，导引的爱好者以中老年人居多。然而，这并不意味着中老年人不能练习瑜伽，年轻人不能习练导引法。

第二章

动动手指，给五官减龄

我曾提出"每天关机一小时"的倡议。这里的关机，当然可以是静音，或者将手机放在旁边，暂时不去关注。停下手里的工作，瞭望一下远处，或停下匆忙的脚步，走到郊区，静静地聆听那些早已被忽视的声音，如流水、鸟鸣，用力呼吸，感受大自然的气息。目的是给自己留点时间，使五官清明、头脑清醒、神气舒畅。

按一按，缓解眼疲劳

俗话说：眼睛是心灵的窗户，人们常通过眼睛来评判一个人的精气神。而现在用眼过度已经成了危害健康的普遍问题，人们热衷于用电脑处理各种公文、邮件，看电影或浏览新闻，常常一坐就是几个小时。一旦告一段落，才发现自己不但腰酸背痛，眼睛也出现了酸涩、呆滞、红血丝等疲劳表现，甚至有人因此出现了视力下降。这让曾经灵动、清澈的眼眸一下子失去了光彩，整个人也失去了几分精气神。

为了提升大家的神气，改善眼睛的疲劳现象，我为大家推荐一个具有针对性作用的穴位自我按摩方法，具体动作如下：

1 两手拇指点按太阳穴不动，用食指顺时针按揉攒竹穴10～15次，再逆时针按揉攒竹穴10～15次，最后用手指指腹轻轻刮揉攒竹穴10～15次。力度适中，以穴位有酸胀感为宜。

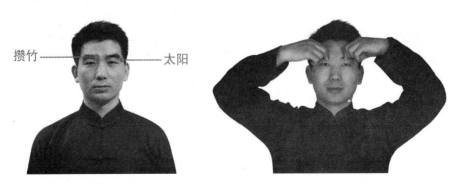

攒竹　　　　　　　　　　太阳

2 拇指顺时针按揉太阳穴10～15次，再逆时针按揉太阳穴 10～15 次。力度适中，以穴位有酸胀感为宜。

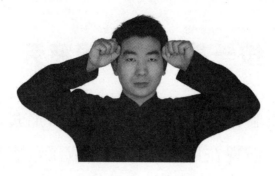

3 两手食指点按巨髎穴 10～15 次。力度适中，以穴位有酸胀感为宜。

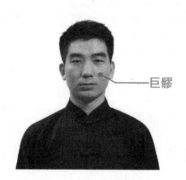
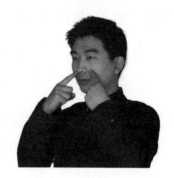

4 单手食指或中指顺时针按揉印堂穴 10～15 次，再逆时针按揉印堂穴 10～15 次。力度适中，以穴位有酸胀感为宜。

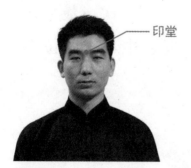
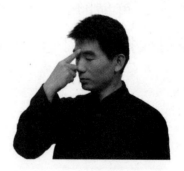

5 两手拇指顺时针按揉风池穴 10～15 次，再逆时针按揉风池穴 10～15 次。力度可稍重，以穴位有酸胀感为宜。

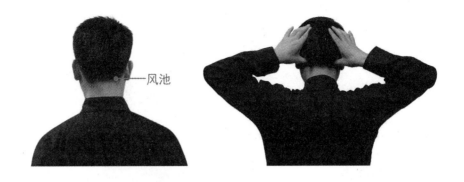

风池

【动作要领】

1. 穴位要找准，按揉力度要适中，手法过重疗效不一定就很好，而且很可能会给面部皮肤留下瘢痕，影响美观。

2. 在穴位按摩过程中，最好一边闭目养神，一边按揉，这样能达到事半功倍的效果。

揉一揉，让鼻腔更通畅

鼻子是五官之一，古称明堂、面王，位于脸的正中央，是肺的外窍，气体进出人体的重要门户。它不仅能闻到世间五花八门的气味，还能辅助发音。鼻子对人体和生活的重要性，毋庸置疑。但它又是那么脆弱，作为呼吸系统的第一道防线，鼻子经常会受到寒凉、燥热之气等的影响，出现分泌物增多、鼻塞、嗅觉功能下降等症状，甚至会引起头和牙齿疼痛。那么，出现这种状况时，进行下面的自我按摩很可能会帮到您。

一、揉按山根

鼻根又称为山根。揉按的方法可以用拇指与食指或中指轻轻捏起鼻根的皮肤，以微有酸胀感为度，再轻轻地放下，重复约 15～20 次，以鼻根部位微红、微热为度。

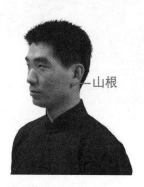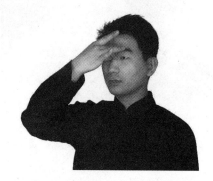

【功效】

中医理论认为，山根这个部位和心脏关系密切，揉按此处可以起到宁心安神的作用。如果思虑过度，不能安静，可以通过这个方法来帮助解决。而感冒鼻塞，用此方法也可以快速让鼻腔通畅。

二、推擦鼻梁

1 左手中指指腹放在左侧鼻梁，右手中指指腹放在右侧鼻梁，两中指沿着鼻子两侧做上下的推擦，从鼻尖到鼻根，往返约 20 次，以鼻子微微发热、发红为度。

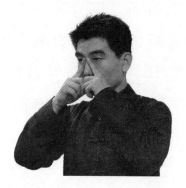

2 用一手中指和拇指相对，从鼻根部揉按到鼻翼，再到

迎香穴。

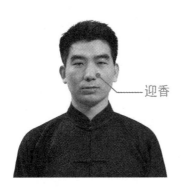 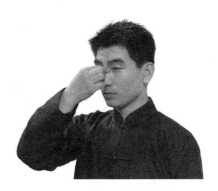

迎香

【功效】

清代著名医家沈金鳌在《杂病源流犀烛·鼻病源流》中引《养性书》记载："常以手中指于鼻梁两边，揩二三十遍，令表里俱热。所谓灌溉中岳，以润于肺也。"这里的中岳就是指的鼻梁，推擦鼻梁可以润肺通鼻，解决鼻塞等问题。

三、点按迎香

两手手指分别点按同侧的迎香穴，一边按一边揉，以出现酸胀感为度。

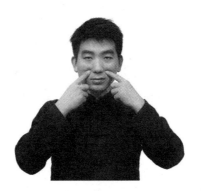

【功效】

鼻翼两侧的迎香穴是手、足阳明经交会处，常用于治疗嗅觉减退、面神经麻痹或痉挛、胆道蛔虫等。

本书后面所提到的六字诀中的呬（si）字诀，是专门对应肺脏的。古文中说："秋呬定收肺金润"，就是通过两手立掌收于肩前，然后展肩扩胸、藏头缩项，推掌的时候吐"呬"这样的声音。练习呬字诀可以改善肺脏的功能，让肺脏的呼吸通畅，从而还可以改善鼻子的呼吸功能，提高嗅觉。

而除了主动运动，如果坐在凳子上，或者是睡觉之前，或者是吃饭之前，还可以花上 1 分钟左右的时间，把注意力转移到我们的呼吸上，体会随着呼吸运动身体发生的一些变化，体会呼吸之气缓缓地进入到鼻腔，缓缓地通过鼻腔呼出，感受呼吸之气的冷、热、快、慢、粗、细，这样的方法也能改善鼻子的功能。

搓一搓，耳听八方更给力

古人说"耳聪目明"，就是说这个人耳朵好使、眼好使，人非常聪明。传统文化也认为，人的耳朵最为灵敏，"余音绕梁，三日不绝于耳"即是对耳朵独特性的描述。中医学认为耳部是全身经络汇集的地方，"耳为宗脉之所聚"，人体主要的经脉都经过耳朵。当人体五脏六腑的功能失调时，耳朵上就有可能出现反应点，比如压痛、结节、皮疹、静脉充血等现象。所以，耳朵既是一个接收信息的"入口"，也是一个脏腑问题表现的"出口"。但在我们身边，一些不良习惯，比如塞耳机、施工时不戴护耳装备等，会导致我们的听力下降，功能降低。为了让我们能听到更多美好的声音，希望大家在改掉不良习惯的同时，能对耳朵多一些亲密活动，进而来养护耳朵和内在的脏腑功能。

一、掩耳击鼓

用中指轻轻压住耳背，食指先放在中指上，然后食指轻轻向下弹拨，注意力量要轻，只需要轻轻敲击，耳朵里就会有"咚咚咚"的响声。

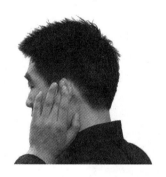

【功效】

当掩住耳朵时，大部分声音会被减弱，不过有一类声音反而会更加清晰，那就是我们轻轻敲击耳朵或头部所产生的声音，因为这些声音是通过骨骼的传导进入我们耳朵的。本式和下一式就用了这个原理。需要注意的是，要轻轻地敲击，以免声音太大，引起耳朵的不舒服。

二、揉搓耳郭

1掌心按住耳朵，五指自然地抚按在脑后部位，用掌心上下前后摩擦耳郭正面和反面10～15次。

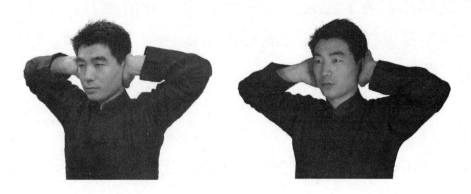

2 用食指和中指自然夹住耳朵，上下摩擦耳部 10～15 次。

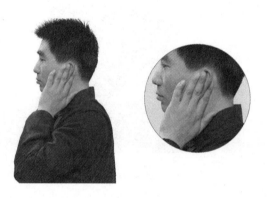

【功效】

用掌心按住耳朵，五指自然抚按脑后，这个手法虽然很常见，不过细细研究也很有深意。这个手法应用的是峨眉天罡指穴法中的"落雁劲"，通过掌心的劳宫穴与耳孔相对，手掌与整个耳朵相接触，能促进耳朵及其周围的气血运行，对循行到耳朵的多条经脉都有调节作用。现将"落雁劲"的操作口诀摘录如下：

落雁劲

腹部坤阴左右按，平沙人字如落雁。

推脾左取托阳明，右拔肝弦兢战战。

乾宫夹脊双关走，气运掌心狮子吼。

循行逆上少阳经，漫热真阳如熨斗。

三、上提下拉

用拇指和食指的指腹夹住耳朵顶端，先向上提拉耳朵 10 余次，再用拇指、食指夹捏耳垂部，向下再向外揪拉并摩擦耳垂 10～15 次。

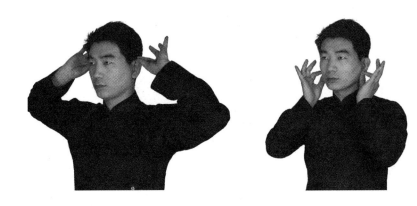

【功效】

耳朵顶端称为耳尖，是一个经外奇穴，中医学上认为耳尖有清热祛风、解痉止痛的功效，可以通过针刺或放血治疗目赤肿痛、急性结膜炎、角膜炎、偏头痛等疾病。耳朵的最下面称为耳垂，是爱美的女子扎耳孔的地方，也是经外奇穴之一，可以通过点刺放血治疗锁口疔等疾患。

这一手法在峨眉天罡指穴法中称为"鹤嘴劲"，除了耳朵，头面部、四肢的很多穴位也可以使用。古传的口诀中"天城地廓任遨游"指的就是这个手法。现将其口诀摘录如下：

鹤嘴劲

鹤嘴吞蛇又啄鱼，喙松颈活翅分离。

用时翅嘴相因果，反复圈儿八法宜。

凤眼龙睛变化随，阴阳背腹掌相推。

诸阳上取求头面，下点三阴又四池。

奇穴三阳邃里求，天城地廓任遨游。

风池攒竹颊车走，带脉张弛一瞬收。

章门日月晦明中，八字昆仑鹤喉空。

谱籍梅花三弄曲，蛙鸣腹鼓叶商宫。

四、鸣击天鼓

两手掌紧按两耳，大拇指放在耳后完骨穴的位置，其余四指捂住脑后部，将食指压在中指上，用食指的弹拨来敲击后脑部位 20～60 下。敲击之后，保持掌心按住耳郭，手指紧按脑后枕骨略停 3～5 秒，再左右手同时快速离开，这时耳中会有"轰隆隆"的声音。

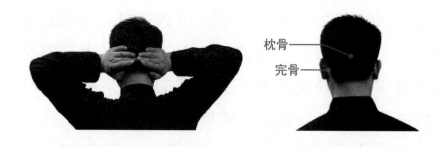

枕骨
完骨

【功效】

鸣击天鼓的方法应用得非常广泛，其手法也是第一式的落雁劲，少林《易筋经》中的打躬击鼓式和坐式以及十二段锦中都有这个方法，十二段锦的口诀中"左右鸣天鼓，二十四度闻"指的就是鸣击天鼓。现将十二段锦口诀摘录如下：

十二段锦

闭目冥心坐，握固静思神。

叩齿三十六，两手抱昆仑。

左右鸣天鼓，二十四度闻。

微摆撼天柱，赤龙搅水津。

鼓漱三十六，津液满口匀。

一口分三咽，龙行虎自奔。

闭气搓手热，背后摩精门。

尽此一口气，想火烧脐轮。

左右辘轳转，两脚放舒伸。

叉手双虚托，低头攀足频。

以候神水至，再漱再吞津。

如此三度毕，神水九次吞。

咽下汩汩响，百脉自调匀。

河车搬运毕，想发火烧身。

金块十二段，子后午前行。

勤行无间断，万疾化为尘。

握一握，防治口腔溃疡有妙招

从医学上看，口腔是消化道的起始部分，前与外界相通，后与咽喉相连，由口唇、颊、腭、口腔底的黏膜和肌肉等共同组成。溃疡是皮肤或黏膜表面组织的局限性缺损、溃烂，是一件小却痛彻心扉的口腔问题。不管是老年人还是年轻人，男性还是女性，大都经历过口腔溃疡的困扰，为了减轻疼痛，通常都是嘴不敢张，饭不敢嚼，实在忍不住还要使用口服药、外用药来治疗。本节向您介绍的是一些简单实用的运动方法，如筑拳与龙蹬，可以用于口腔溃疡的预防，也可以作为其他治疗方法的辅助手段。

1 筑拳。选择自己适宜的姿势，两手握拳，与乳相平，手心向胸，拳眼向上，两拳面相接。同时把两个中指的背面互相抵住，轻轻用力一抵，然后再一松，如此操作 3 次。

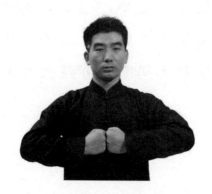

2 龙蹬。选择坐位，两掌十指交叉，以左脚涌泉穴先踏掌中劳宫穴。而后，脚向外蹬，手向内攀，操作 3 次，再换右脚如法操作。

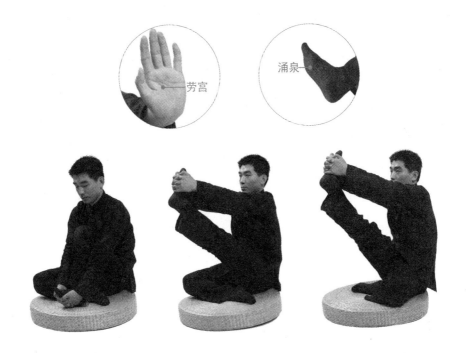

【功效】

筑拳，因手厥阴心包经末端经过中指，两中指用力相抵、放松，可以引起心脏、胸腔乃至全身的松紧交替变化，进而起到调节心脏乃至全身气血运行，加速溃疡愈合的作用。

龙蹬，位于两手心的劳宫穴属于手厥阴心包经的"荥穴"，也就是经气流行的部位。两脚心的涌泉穴是足少阴肾经的首穴。用两手抱两脚，可以起到手脚并练、心肾相交、心火下行、肾水上济的作用。

防治口腔溃疡，除了筑拳与龙蹬，还有其他的解决办法，那就是赤龙搅海。大家先看一下这个"活"字，它是"水"和"舌"组成，也就是舌旁有津液即可"活"，生命即可延续。也就是说，我们让口腔增加唾液分泌，就能帮助它保持健康，活力十足。

第三章

形体导引，让关节延寿十年

长期伏案工作的人们，行住坐卧离不开手机的人们，工作生活离不开电脑的人们，久坐久站久行的人们，或多或少都会受到关节问题的困扰。颈椎、腰椎、膝关节、手腕、肩膀、脚踝等，总有一处或多处薄弱的地方，一累就会疼，一忙就犯病。这些人最渴望获得一种能够一劳永逸的治疗方法，然而在医生眼里，关节的疾病，想一劳永逸地治愈，犹如天方夜谭。不过一劳一逸或常劳常逸，还是有可能的，怎么办呢？跟着本章的动作去练，练了就能有效，坚持就能胜利。

拒绝低头隐患，小动作来帮忙

在日常生活当中，很多人都是低头一族，为什么这么说呢？你看大家要么在工作的时候伏案，要么在上下班的路上看手机，身体随时处于前倾、微微低头的姿势。如果长期这样就会阻碍我们颈部的气血运行。长此以往，就会出现颈部疼痛、头晕等症状，针对这种情况，我们教给大家几种随时能够锻炼的方法。

第一个方法我们称之为颈项式，具体动作如下：

一、左右平转

1 两脚分开与肩同宽，两手叉腰，大拇指在后面，其他四个指头在前面，头向上提，保持正直。

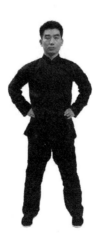

2 头水平向左转，目视左侧，动作略停，再水平向右旋转，目视身体的右侧，体会这个动作给颈项部带来的拉伸感

觉，然后转正。此动作左右重复 3 次。

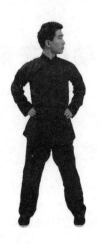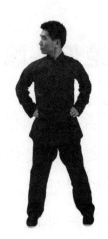

二、左右侧倾

1 肩部不动，左边的耳朵尽量向左肩膀靠拢，感受右侧颈部肌肉有拉伸的感觉，动作略停 3～5 秒后头还原。

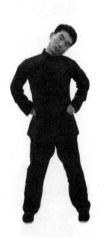

2 右耳向右肩靠拢，眼睛始终看着正前方，感受左侧颈部肌肉有拉伸的感觉，动作略停 3～5 秒后头还原。左右重复 3 次。

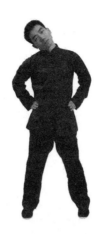

三、前后屈伸

1 头前俯，下巴压向喉结，伸展颈项的后侧，约到最大幅度时，动作稍停，然后慢慢还原，面向正前方。

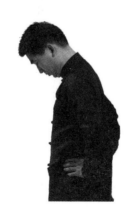

2 头后仰，下巴向前、向上伸展，约到最大幅度时，动作稍停，然后慢慢还原，面向正前方。前后重复练习 3 次。

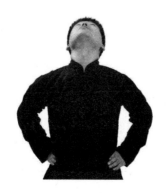

四、左右环绕

头部先向前→左→后→右→前做环绕练习 3 次，然后慢慢还原，面向正前方。再反方向环绕练习 3 次，最后头部还原，面向正前方。

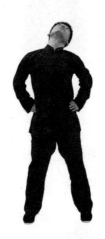

【动作要领】

1. 因为动作很简单，所以每一个动作要尽量做到接近极限的位置，就是颈部不能再转、再弯了，自己能感受到肌肉被牵拉的感觉。

2. 颈部肌肉被充分牵拉后，要略微地停顿一会儿，不要着急动作还原。就像爬山爬到山顶，别急着下来，多享受一下山顶的风景。

第二个方法叫米字操，什么是米字操呢？就是用我们的下巴来写大米的"米"字。具体动作如下：

两手叉腰，把颈项部伸出来，下巴先向左上，再还原，写米字的第一笔"丶"。下巴向右上，还原，写米字的第二笔"丿"。下巴从左向右写一横"一"，再还原。下巴从上向下写一竖"丨"，再还原。最后分别写"丿"和"㇏"，再还原。

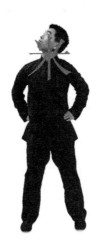

【动作要领】

1. 练习米字操要从小到大，即先写小号的米字，再写大号的米字，直至每一笔都要尽量写到最大，这样才能达到理想的锻炼效果。

2. 如果觉得这个米字操还是太单调了，不是很潇洒，可以用下巴写自己的名字，这个方法不但有效果，而且还专属于你自己。在做这个动作的过程当中，需要稍微注意的是：左右的平衡、上下的平衡，用力不要过猛，需要循序渐进，不是草签，而是一笔一画的签字。

巧治肩颈不适，自己决定疗效

在门诊出诊时，肩关节和颈椎关节有问题的患者很多，而且很容易复发。有位在外企工作的会计经常问我："医生，我的肩膀经过几次针灸，缓解很多，不过最近又疼了，给个大招吧！"这时候我很高兴，这是给他推荐导引的好时机，如果时间稍微充足一点儿，还会给他介绍"病为本、工为标"的道理。《黄帝内经》里告诉我们"病为本、工为标"，"病"指的是患者，"工"指的是医生，就是说在很多疾病的治疗上，患者对治疗的配合和自身的生活方式调节起着更重要的作用。其实医生在疾病康复中只起辅助的作用，帮助疏通经络，改善痉挛，促进局部的气血运行。症状缓解之后，需要患者改善自己的生活方式，加强锻炼来巩固效果。这里，给大家介绍四个白领最喜欢的运动，让您摆脱肩颈关节疾患的困扰。

第一个运动，是源自八段锦当中的"五劳七伤往后瞧"，在此称之为旋臂展肩。具体动作如下：

1 自然站立，双脚与肩同宽，双手自然下垂。

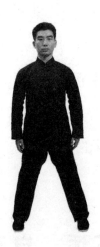

2 两手向左右两侧打开，掌心向后，手指向远伸，然后大拇指向外旋，头尽量向左转。

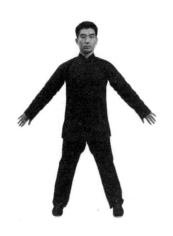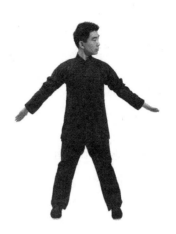

3 两肩向后展，使两肩胛骨在背部相互挤压，保持这个姿势3～5秒。然后头转正，两手还原下按，同时腿伸直，两臂伸直。

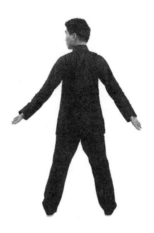

4 做右式动作，动作相同，方向相反。

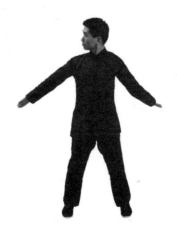

【动作要领】

1. 旋臂，其要领是中指要向远、向下伸，胳膊伸直，如果说肘关节是弯曲的，旋臂时力量就不能影响到我们的肩和颈。其次，在旋臂的时候，大拇指向外，然后小指追着大指走，就像是螺丝钉一样，在不断的旋转当中向远拉伸。

2. 展肩，因为我们平时看书、用电脑的时候，两肩常常是保持微微向前内含的状态，所以我们在做运动治疗时，要让两肩向后展，目的是和我们日常生活当中的姿势相反。配合转头动作能更好地改善肩部和颈部的气血运行。

第二个运动，来自中国传统健身功法六字诀的"呬字诀"，在此称之为藏头缩项。具体动作如下：

1 自然站立，双脚与肩同宽，两臂从身体前面抬起，立掌于肩前，掌心相对，指尖向上，两臂接近平行。

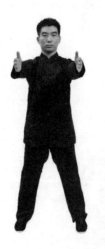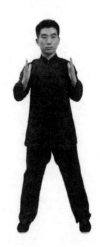

2 展肩扩胸：两肩向后展，尽量向脊柱靠拢。同时项部回缩，头部好像要藏起来一样，目视前上方，动作维持3～5秒。

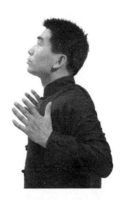

3 前推掌：肩部放松，颈项部伸直，两掌缓缓向前推出，然后转掌，转成掌心向前亮掌，目视前方。

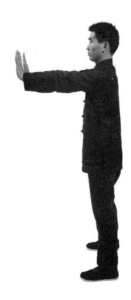

4 两掌外旋，转至掌心向内，指尖相对，约与肩部的宽度相等。

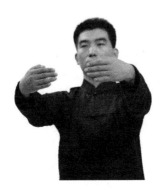

5 两掌缓缓收拢至胸前约 10 厘米，指尖相对，然后落肘。以上动作重复 5～7 次。

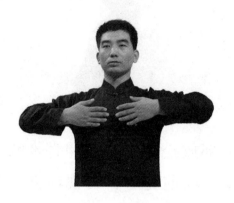

【动作要领】

1. 缩项，这个动作大家很容易做成抬头，我们常说的"颈"指的是脖子的前面，"项"指的是后面。缩项，就像在天冷的时候缩脖子，用力的是项部的肌肉。

2. 前推掌，在推掌的时候手指要向回勾，掌根向前推出，然后肩部要有一种向后拉伸的感觉，使掌根和肩形成作用方向相反的力，这会让掌根感受到一种强烈地向前推的力量。

第三个运动，来自中国传统健身功法《易筋经》中的"九鬼拔马刀"，在此称之为抱头侧首，具体动作如下：

1 自然站立，双脚与肩同宽，两臂成侧平举，掌心向下，右臂外旋上举，左臂外旋后伸。两臂屈肘，头左转，右手食指、中指轻拉左耳尖，掌心贴脑后部的玉枕穴，左臂屈肘上抬，手背贴于背部两肩胛骨中间的夹脊穴。

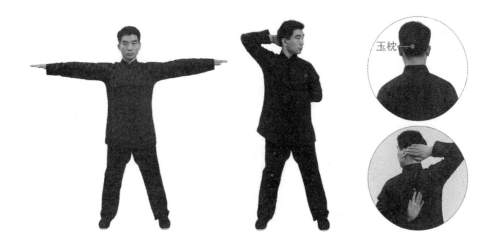

2 右肘向后上方充分伸展，头尽量右转，目视右肘尖，同时左肘也充分后展，略停片刻。

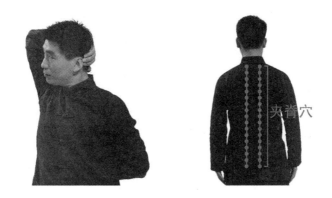

3 两肘充分前合，含胸拔背，头随之左转，目视左肘尖，略停。两肘如此开、合，练习 3～5 次。

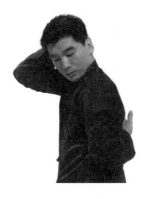

4 两臂自然展开，换左手贴玉枕穴，右手贴夹脊穴，然

后两肘开、合，练习 3～5 次，动作同前，方向相反。

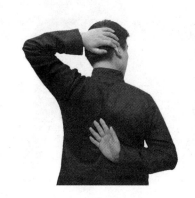

【动作要领】

1. 把手抱在头的后部，然后用两个指头压住耳朵的时候，要将两肘向左右打开，注意肘关节不要向前弯。

2. 在《易筋经》中之所以把这个动作称之为"九鬼拔马刀"，是因为从阴阳的角度看，鬼的属性是阴，代表看不到的力量。这个动作通过颈椎的旋转、屈伸可锻炼到我们平时锻炼不到，却与颈肩健康密切相关的肌肉——斜方肌。练习时动作幅度一定要尽量大一些，不要"浅尝辄止"，让导引这种隐形力量帮助恢复关节健康。

第四个运动，来自中国传统健身功法峨眉伸展功中的"肩肘式"，也可以称之为屈肘点肩，具体动作如下：

1 两脚并拢，中指带动两臂向左右两侧打开，两臂伸平，然后继续向上，上举至头顶上方，合掌仰头，目视两掌，稍停 5 秒。

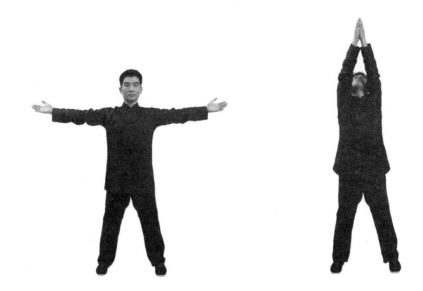

2 两手合掌下落，下落在脑后部，稍停 5 秒。而后两手打开，中指轻轻地点到肩上，保持不动。

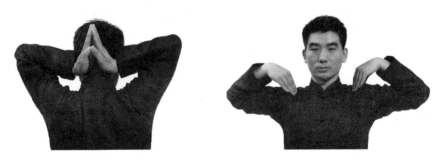

3 两肘向前靠拢，然后再缓缓地打开，尽量向后打开，两个肩胛骨相互挤压。一前一后重复 3 次。

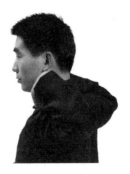

4 两肘向上，手背在头后尽量靠拢，稍停；两肘下落，尽力向胁肋靠拢，同时展肩扩胸，稍停 5 秒。一上一下重复 3 次。

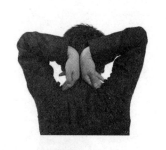 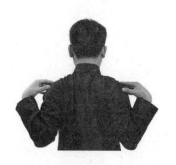

5 两肘回到中间以后，两肘循前→下→后→上→前的方向环绕 3 圈，再循反方向环绕 3 圈。最后，两臂分开成侧平举，头还原，两眼平视前方，转掌心向下，两臂还原体侧，松静站立。

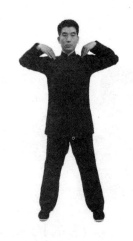 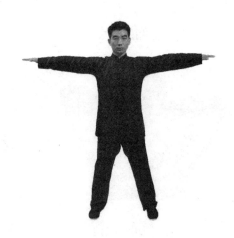

【动作要领】

1. 肘关节在运动的时候，一定要找到一种用肘尖引领的感觉。比如说两肘向前靠拢，是两个肘尖先向左右两侧拉伸，然后一直向远拉伸，再向前靠拢。肩部是先向左右打开，再向前挤压。

2. 以上这些动作可以同时练习，也可以练习其中的某一式，可以站着练习，也可以坐着练习。总的原则是要充分地拉伸肌肉，刺激穴位。

手腕关节疾患，多做手指操

在临床上经常会有人提出疑问"关节不是多运动才好吗？我的手每天都在用啊，为什么手指、手腕还经常会胀痛，一动就响呢？"这样的问题让医生哭笑不得，所谓的多运动，绝不是单一方向、单一姿势的运动，而是能让不同部位的关节和肌肉都得到放松的运动。对于手部，每天都在劳动而不是运动，长时间用手机、键盘、鼠标，手腕酸痛是常见症状，还有人在指关节或腕关节处出现囊肿，长一个或几个小疙瘩出来。其实，无论是普通的胀痛，还是关节的腱鞘囊肿，除了与风湿、外伤有关外，还与手指、手腕长时间保持同一个姿势，做重复性动作，过度疲劳有关。这多见于手工工作者、钢琴演奏者等。那么我们做哪些动作能够起到缓解作用呢？请跟我一起做下面的手指操吧！

第一个运动是手腕转动，具体动作如下：

1 站位或坐位，两臂水平展开，掌心向下，由大拇指开始依次握拳。

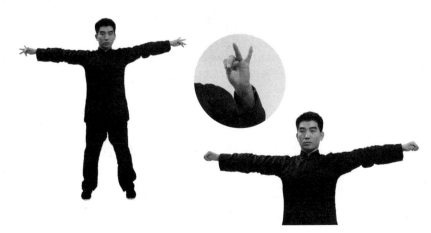

2 保持胳膊不动，以手腕为轴，两拳做向上、向下的运动。一上一下为一次，共做 3 次。

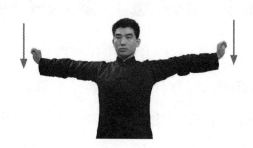

3 再以手腕为轴，两拳做向前、向后的运动，一前一后为一次，共做 3 次。

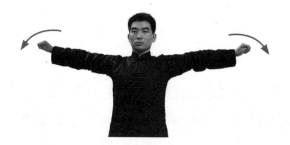

4 接上个动作，以手腕为轴，两拳做向前→下→后→上→前的环绕运动 3 次，再反方向做 3 次。

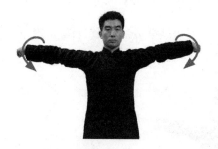

【动作要领】

手腕在握拳、旋转的过程当中，胳膊不能一起动。初学者经常做出来是胳膊跟着一起转，看着好像手腕转得很大，其实对身体的调理作用很小。

第二个运动是威猛虎爪，这个动作源自于峨眉天罡指穴法中的"虎爪劲"，具体动作如下：

1 由五指的指尖领动，把手掌抬起，使手掌和前臂垂直。

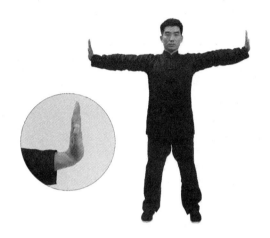

2 五个指头尽量向远处张开，略停 3～5 秒，再并拢。重复 3～5 次。

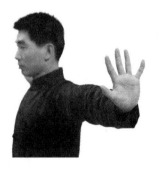

3 再次将五个指头张开，然后将五指的第一和第二指关节弯曲，这个姿势称之为虎爪，略停 3～5 秒，再伸直。重复 3～5 次。

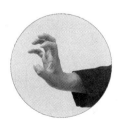

第三个运动是交叉外撑，具体动作如下：

1 两手十指胸前交叉，转掌心向前，尽力向前方伸展，至极限位置，略停3～5秒。再收回胸前，顺势转掌心向内。重复3～5次。

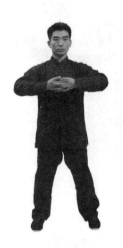
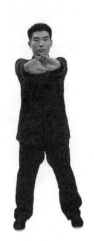

2 再次向前方伸展，保持两臂伸直，两手尽量向左运动，至极限位置，略停3～5秒，再向右运动，至最大幅度，略停3～5秒，一左一右为一次，重复3～5次。

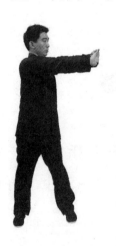
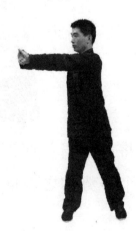

3 两手在胸前十指交叉，下按，使手掌与地面平行为度，两手带动两臂划弧，方向为从左向右，再反方向划弧从右向左，一左一右为一次，重复3次。

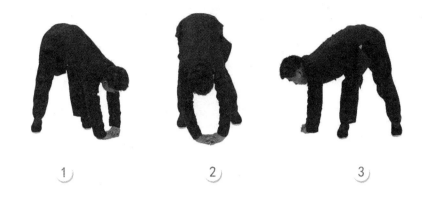

① ② ③

【动作要领】

1. 两手十指交叉放在胸前的时候，要尽量地握紧，这个动作虽然简单，但是两手紧紧地在一起挤压的时候，除了可改善关节局部的症状以外，还会改善内脏的一些功能。

2. 手掌外撑的时候，要注意掌根用力。

3. 向左右运动的时候，尽量地运动到自己的极限位置，因为这个动作不光是运动两臂，还会锻炼到腰部的肌肉。

4. 两掌在向下按的时候，有些人可能按不到脚面位置，根据个人情况，能按到膝关节位置也可以，但是不要为了能按得更低，而把两腿弯曲。

第四个运动是两手敲击，具体动作如下：

1 两手十指指尖相互敲击，做两个八拍。

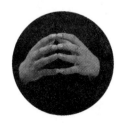

2 两手掌根相互敲击，做两个八拍。

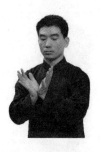

3 两手合谷穴相互敲击，做两个八拍。

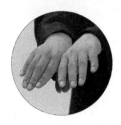

4 两手手背相互敲击，左手在上做一个八拍，右手在上做一个八拍。

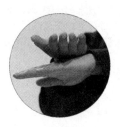

5 两手小手指外侧和小鱼际处相互敲击，做两个八拍。

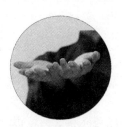

注：一二三四，五六七八，为一个八拍。

第五个运动是松紧转换，具体动作如下：

1 两手用力握拳，握紧后，略停3～5秒，再放松，重复3～5次。

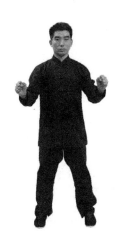

2 五指用力张开至最大幅度，略停 3～5 秒，再放松，重复 3～5 次。

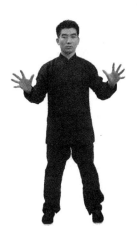

3 由大拇指开始，依次握拳，握紧后，再由小指开始，依次打开，重复 3～5 次。

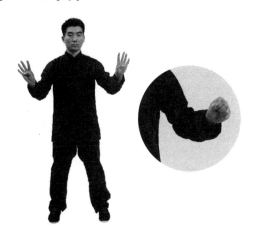

4 右手握住左手手掌，用力按揉 3～5 次，再握住左手拇指之外的四个手指，用力按揉 3～5 次。换左手按揉右手，动作同上。

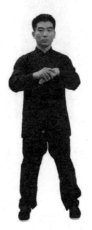

上述锻炼方法对手部的整体和局部都能起到较好的刺激作用，能较好地缓解手部疲劳、手腕酸痛等症状。在这些动作中，通过对十宣、合谷、劳宫、腕骨、大陵等穴位的刺激，还能起到收敛心神、宁心静气、疏郁导滞的作用，也可作为腱鞘囊肿、神经衰弱、焦虑、乳腺增生的辅助治疗方法。

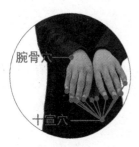
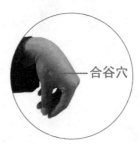
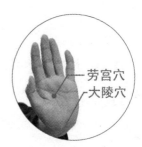

腰椎一动牵全身，古方止痛有奇效

"腰者，一身之要也。"这么重要的部位，承担着人体上半身的重量，很容易出现疼痛。很多朋友即使没有患上腰椎间盘突出等疾病，但一旦坐的时间长了，站得时间久了，就容易出现腰部的酸痛不适，虽然通过休息、适当活动、改变体位、伸懒腰或以拳头锤击腰部能减轻这些症状，但稍微不注意又频频复发。

如何才能止痛和减少复发呢？到医院进行按摩、针灸，其作用跟自我导引锻炼和自我按揉的作用是类似的。古人将导引分为两类：用一些导引动作进行自我锻炼，以达到强身健体目的的方法称为内景导引；通过医生按摩推拿来缓解症状的方法称为外景导引。下面就教大家一些内景导引锻炼的方法，既能止痛，还能减少复发。

第一个动作来自八段锦，名叫两手托天，具体动作如下：

1 身体直立，两脚自然分开与肩同宽，双臂先自然下垂，双目平视。而后两手于腹部前方十指交叉，掌心向上。

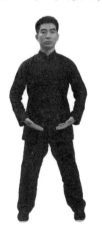 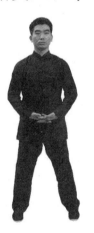

2 两掌徐徐上举，至胸前翻掌，掌心向上继续做托举动作，头后仰，眼看两手背。

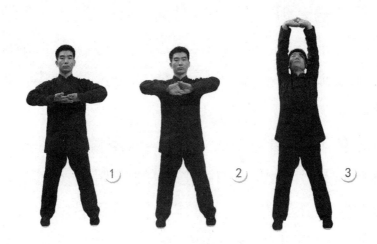

3 头部还原，平视前方，两手继续上撑，略停。

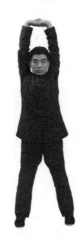

4 两手十指分开，两臂从两侧徐徐放下，两手置于腹前如同抱球状。一上一下为一遍，重复3～6遍。

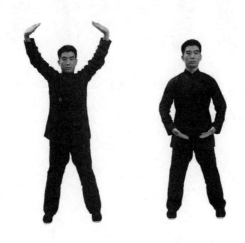

【动作要领】

因为头、胸部、腹部的力量一节一节地都压在了我们的腰骶部，所以腰骶部是最容易出现疾患的位置。当两手向上托举的时候，需要配合头向上提，然后整个身体都要向上拉伸。这样就让腰部的肌肉、骨骼处于一种放松的状态，从而达到保护腰部和锻炼腰部的作用。

第二个动作是脊柱不常做的运动，名叫胁肋式。具体动作如下：

1 自然站立，两脚略宽于肩。中指带动两臂侧起成"一"字，掌心向下。

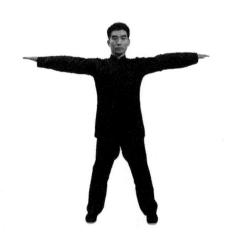

2 中指带动右臂向上举，并外旋至掌心向左。同时，左臂向下，掌心向右，两臂尽力伸展。

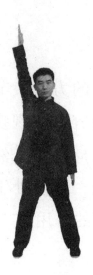

3 两臂屈肘，左手反贴于背部，掌心向后，右手轻抱脑后，右肘向后展开。

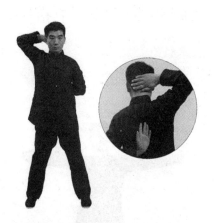

4 身体向左侧弯曲，尽力伸展右侧胁肋，稍停片刻后身体直立，两臂还原成"一"字。

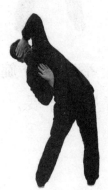

5 向右侧做反向动作。

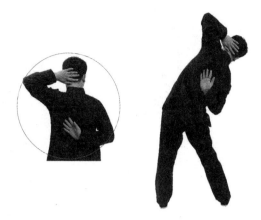

一左一右为一次，共做 3～6 次。

【动作要领】

1. 肘关节要向左右两侧打开，而不是向前靠拢的状态。如果是向前靠拢的状态，在左右侧弯的时候就无法作用到胁肋，也无法更好地拉伸腰部。

2. 侧弯时，手臂动作要用肘尖来带动，这样有利于增大胁肋和腰部的锻炼幅度，对肌肉和骨骼锻炼的力度都会非常的合适。

3. 起身动作要慢一些。

第三个动作也是来自八段锦，名叫两手攀足，具体动作如下：

1 松静站立，两足平开，与肩同宽，两手手指带动手掌从腰前转向腰后方，抚按两腰眼，略停 3～5 秒。

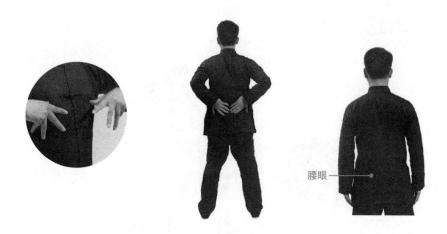

腰眼

2 两手沿大腿外侧、后侧下滑至脚后跟，同时弯腰俯身，动作略停 3～5 秒。

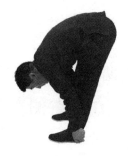

3 抬头，两臂前伸，起身。

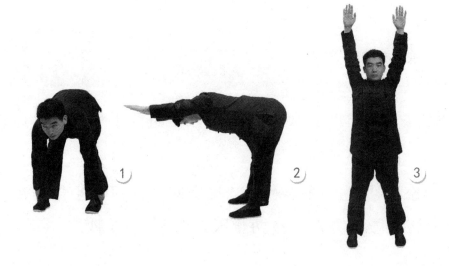

上述动作重复 3～6 次。

【动作要领】

1. 在做两手沿大腿外侧下滑动作的时候，有些人的手无法摸到脚跟，大家注意，即使无法摸到脚跟也不要屈膝，尽量保持两腿伸直，手放在小腿部也可以。

2. 从两手攀足开始，腰部的力量就在不断地加强。在拉伸时，手指的指尖和腰骶部要尽量拉伸。起身以后，仍然保持手向上、两臂接近平行的状态。锻炼过后腰部应该有发热、发胀和微微的疼痛感觉，这就是中医所说的酸麻胀痛，这是气至的表现。坚持练习，腰部的疼痛会逐渐消失，肌肉力量增加，对肾脏功能也能起到增强和改善作用。

第四个动作名叫两手叉腰，具体动作如下：

双脚自然分开，与肩同宽，松静站立。两手叉腰，拇指在后，轻按腰眼，而后腰胯部循左→后→右→前→左水平转动 3～6 圈，再循反方向转动 3～6 圈。

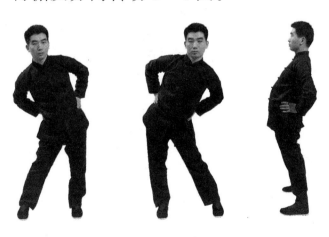

【动作要领】

1. 大拇指要点住腰部的腰眼穴，这个穴可能每个人的位置并不完全一样，有的人可能瘦一些，有的人可能胖一些，不管是什么样的情况，点到腰部的一个点，在点按的时候，那个地方会觉得酸痛，但是又会觉得比较舒服，就是腰眼穴。

2. 我们在做腰部转动的时候，腰部要在同一个平面上转动。大拇指在这个过程当中仍需不断地用力点按腰眼穴，使大拇指的力量和腰部旋转的力量汇合在一起，这既是一个很好的自我锻炼方法，也是一个很好的自我按摩方法。

第五个动作源自易筋经，名叫青龙探爪，具体动作如下：

1 两手握拳，拇指在内，收于腰间。

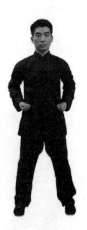

2 右臂伸直，随之右拳变掌，目视右手部。而后，右掌沿右侧胁肋部上托至右肩前，掌变爪。

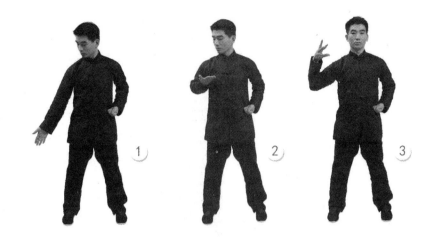

3 身体左转，右爪缓缓向左侧伸出，右爪变成掌，掌心向下。

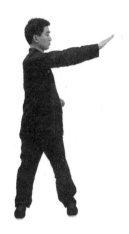

4 弯腰俯身，右掌缓缓下按至左侧地面，然后身体缓缓从左转向右前方，手掌从左向右划弧。身体从左转向右侧后起身，同时右掌变成拳，恢复两拳收于腰间的姿势。

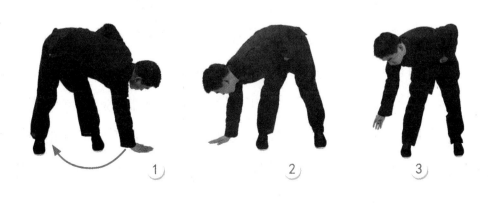

5 接着做右侧动作，与左侧动作相同，方向相反。

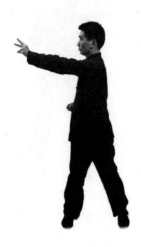

一左一右为一次，重复 3～6 次。

【动作要领】

1. 青龙探爪这样的手势，手指实际上是很放松的，掌心内收，好像我们的这五个指头中间夹着一个鸡蛋一样，这个力量是含在手心里面的。

2. 两手握拳采用的是握固，即大拇指弯曲，其他四个指头依次弯曲，握拳收在腰间。

3. 手掌在下按的过程中，两腿应保持伸直，手掌掌根用力。

我们有些人坐在凳子上的时候，经常不是端坐，而是扭着坐，比如说两腿朝向左前方，身体却转向正前方。时间长了以后，这样的姿势会导致我们腰部左右肌肉力量不平衡。那么通过以上的练习，不仅可以恢复左右肌肉力量的平衡，还能对腰部一些小关节的紊乱起到很好的改善作用，同样也具有塑形、瘦身减肥的效果。

人老腿先衰，保养膝关节很关键

人老先老腿，老腿先老膝。膝关节是人体构造最复杂的关节，受到损伤的机会也较多。大家平时就应该重视这个关节的保健和康复。下面为您介绍一些膝关节的保健方法，适用于那些尚没有明显膝关节症状的中青年人，或有一定临床症状的中老年人、轻中度膝关节疾病患者。这些作为膝关节康复的动作，锻炼强度和幅度要因人而异，比如老年人宜降低强度和减少练习的时间，青年人宜增加力度，不能"千篇一律"。

第一个动作叫旋膝式，具体动作如下：

1 两脚并拢，两腿屈膝，两手捂住膝关节，轻轻地用力。

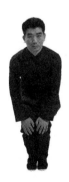

2 两手扶住两膝向左→后→右→前旋转，重复 3～5 次。再做反方向动作，向左→前→右→后旋转。动作缓慢，幅度稍大一些。

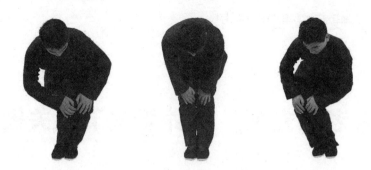

3 两手抱住两小腿，低头，略停。然后抬头、起身、直立。

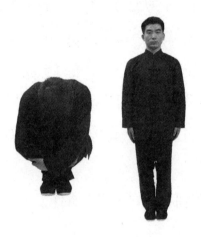

【动作要领】

1. 两手放在膝关节上要不断地体会手心的热量向膝关节内部传导。

2. 做膝关节环绕的时候需要注意的是动作不宜特别猛，速度不宜特别快，一定要慢一些，然后幅度逐渐增大，这样才是一个对人体有保护性的运动。

第二个动作是平坐拉伸，具体动作如下：

1 坐在椅子的前 1/3 处，双脚平放在地上。

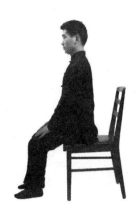

2 将腿逐渐伸直，向上抬，脚跟离地约 20 厘米，保持这个姿势，让腿部肌肉持续收缩。然后再缓慢把腿放下，恢复原位。此动作重复 10～15 遍，每天做 2～3 次。

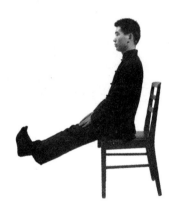

第三个动作是抱膝贴胸，具体动作如下：

1 平坐，全身放松。

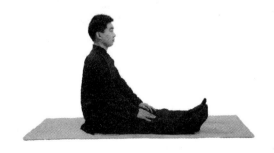

2 身体前倾，两手握住两脚掌。

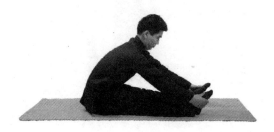

3 两腿伸直，身体最大限度地贴近两腿。

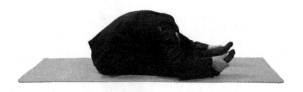

4 两手握住脚掌，脚尖上翘，同时上身后仰，目视上方。

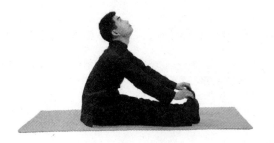

5 双手抱住左膝关节下方，使膝关节最大限度地贴近胸部，停留 3～5 秒。左膝盖一屈一伸，重复 10～15 次。

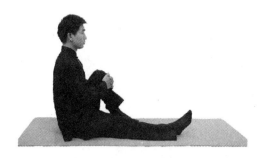

6 双手抱住右膝关节下方，使膝关节最大限度地贴近胸部，停留 3～5 秒，右膝盖一屈一伸，重复 10～15 次。

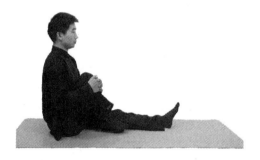

7 双手抱住双侧膝关节下方，使膝关节最大限度地贴近胸部，停留 3～5 秒，双侧膝盖一屈一伸，重复 10～15 次。

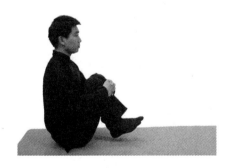

第四个动作是踏空车，具体动作如下：

仰卧床上，两臂向上伸，如握车把状，或自然放于腹部。再将两腿上抬至一定高度，轮流屈伸，模仿踏自行车的运动姿势，连做 30 秒后，稍停片刻，再继续操作，每次可重复做

3～5 次。

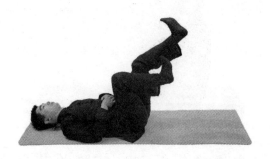

第五个动作是自我按摩，具体动作如下：

1 两脚分开与肩同宽，将两手五指分开，捂住膝关节。这个动作站着能练，坐在凳子上，或者是坐在床上、沙发上都能练习。两手捂住膝关节后，用掌心来带动手指做一个蛇形的涌动动作，这样可以加强手部的热量向膝关节内传导。

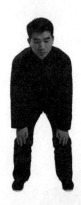

2 两手五指分开，十指抓扣膝盖，将膝盖提拿起来，然后放松，然后再提，再放松。这样有助于改善关节液的分泌。

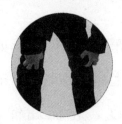

3 左手大拇指和其他四个指头分开，将大鱼际靠近右腿

的膝关节侧面，用大拇指由轻到重揉按足三里、阳陵泉、血海、内膝眼等穴位，每个穴位按摩 1 分钟，以所按穴位有一点点酸胀的感觉为佳。然后反方向用右手揉左侧的穴位。

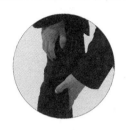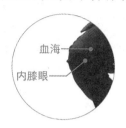

4 两手自然地放在左右膝关节的下方，顺着胫骨的关节面从上向下推，在推的过程中大拇指用力按摩小腿内侧的脾经。

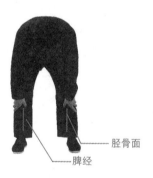

【动作要领】

1. 按摩时候的手法要有一定的力量，特别是我们在五指分开进行抓、扣、提的时候，要感觉把膝关节的关节面提起来一样。

2. 大拇指在按揉穴位的时候也要用一些力量，体会这个力量能够深入到肌肉里面，这样才能起到更好的穴位按摩作用。

第六个动作是屈膝下蹲，具体动作如下：

1 两脚分开，将两手自然地扶在膝盖上，然后缓缓地屈膝，将两膝盖向内靠近。

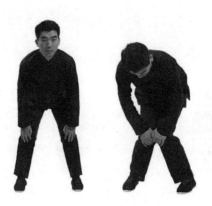

2 两腿向后缓缓用力，伸直。

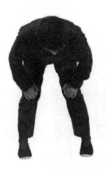

3 两手按住膝盖，由外向前划圆，身体下蹲，尽量地将臀部和小腿贴近，然后起身恢复原位。一蹲一起，重复3～5次。

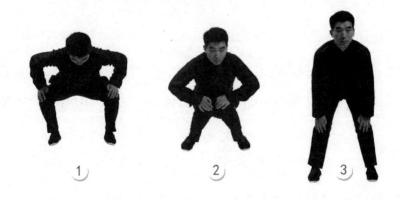

【动作要领】

1. 在屈膝的过程当中，应该根据自己的身体状况，如果可以的话，尽量先屈膝到一定程度，然后身体再微微的前倾。其次，头部不要用力地往前，而是要有一点向后，上身保持一种拉伸的感觉，然后再起身，当然要以个人能承受的幅度为度。

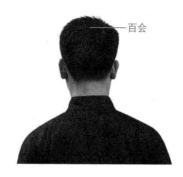

2. 起身的时候，找到我们人体的最高点——百会穴，该穴位于两个耳尖向上连线的中点位置，好像是头顶百会穴向上提，然后将身体提起来的感觉。

保护膝关节可以归纳成以下几句话："及时休息防过劳，减少负重常活动，防止关节面磨损，避开跌打与扭伤，天气变化重保暖，防风防寒防潮湿，过于肥胖减体重，躺卧锻炼最相宜，如有不适揉穴位，疼痛不减看医生。"

第四章

简单动作，
赶走消化系统问题

随着时代的发展，人们的生活如"芝麻开花，节节高"。吃不饱已不再是人们担忧的问题了，而怎么吃更健康、更营养越来越困扰着我们。说到吃与健康，就不得不说到消化系统，吃多了、吃油了、吃冷了都会伤害到脾胃功能，而脾胃是人体的后天之本，脾胃功能减弱会导致没胃口、反胃、胃胀、恶心呕吐、便秘……对于一些轻微的消化系统症状，能否做到少吃药不打针，通过简单轻松的锻炼方法得到缓解呢？下面，请大家跟着我，一起来解决消化系统问题。

不用暴走，也能消除脂肪肝

大家有没有听过这样一个案例？有一位母亲，她想挽救儿子的生命，需要进行肝脏移植，但她有脂肪肝，医生告知她不能进行移植手术。母亲救子心切便开始了暴走行动，每天进行两三个小时快走。仅仅一两个月的时间，脂肪肝就消失了。这则案例告诉我们：患有轻中度脂肪肝的朋友，通过运动是完全可以改善的，甚至可以让脂肪肝消失。可能大家没有时间去户外，只有办公室的环境，或者是只有家里的环境，那应该怎么办呢？"方法总比问题多"，尝试一下下面的方法吧。

第一个方法名叫"三二一"，所谓的"三二一"，"三"指的是 30 秒，"二"是 20 秒，"一"是 10 秒，加起来正好是一分钟。具体锻炼方法是：

1 我们先进行 30 秒的原地踏步走的练习，这个速度比正常走路的速度稍快。

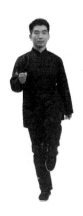

2 原地踏步 30 秒后我们再进行 20 秒稍微中等速度的原

地踏步，相当于慢跑的速度。

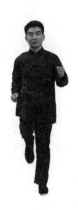

3 慢跑 20 秒后，还有 10 秒钟的时间就是做最快速度的原地跑练习，速度是尽自己所能，能跑多快就多快。

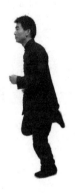

第二个方法是旋腰式，具体动作如下：

1 自然站立，两腿稍比肩宽，两臂侧平举，掌心向下。

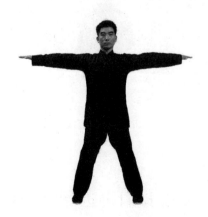

2 腰部向左旋转，胸椎也向左旋，转到极限，然后左手向左后移到腰部，右手也随之向左划弧放在左侧的肩膀上，目视左后方，暂停3～5秒。

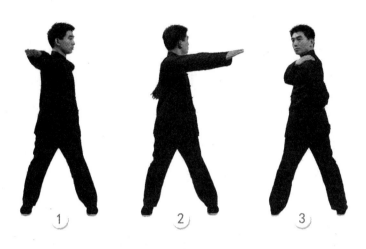

3 身体转正后，做右式动作，动作相同，方向相反。

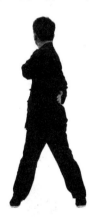

一左一右为一次，共做3～5次。

经过上面的练习后，整个身体的血液都会沸腾起来。可能会有一点儿心跳加快，或有一点儿气喘吁吁，这意味着脂肪在体内加速分解。脂肪肝、高血脂等也会随着我们锻炼次数的增多而逐渐减轻，甚至消失。

向生活取经，轻松解决胃胀

在日常生活中，经常因为吃多、受凉、吃得油腻而出现胃胀不适的症状，人们习惯性的应对方法就是揉肚子，这个方法时而有效，时而无效，如果不见效该怎么办呢？有一个非常有故事性的解决胃胀的方法——叫化功。据说在古代，有很多的叫花子，他们经常是饥一顿饱一顿，有时一两天没要到吃的东西，只能饿着，有的时候遇到大户人家，可能给了半盆，一下子全吃了。在这样饥饱无常的日子里，他们的脾胃功能多数都比较差，常有胃胀、消化不良的症状。但他们又没钱看大夫，就只能通过生活实践寻找简单、有效的治疗方法，这就是叫化功。下面就具体介绍叫化功是怎么练习的。

1 开步站立，全身放松，将头、背、臀、腿、脚跟全都贴在墙壁上。

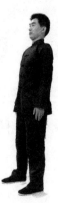

2 双腿缓缓屈膝下蹲，头部和上身仍旧贴着墙并随着下蹲缓缓下降，同时口吐"嗨"字音，一直蹲到臀部与脚跟、小腿相接触为止，同时双掌扶在膝盖上。

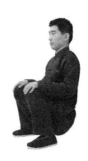

3 头部顶住墙壁，腰部用力向前挺，脚尖点地，同时口吐"嘶"字音，使上身、臀部离开墙壁，暂停3～5秒后，恢复蹲位，配合口吐"嗨"字音。

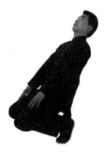

一起一落为一次，根据个人情况，每天练习3～8次。

此外，腹式呼吸也是一个随时随地能解决胃胀问题的好方法，具体动作如下：

1 两手虎口交叉，放在腹部，体会一下随着我们的呼吸，腹部有没有跟着动。然后，深长呼吸，随着吸气，腹部向回收，也就是瘪肚子。

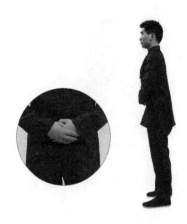

2 深呼气，腹部隆起，也就是鼓肚子。

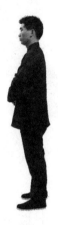

肚子一瘪一鼓为一次，共做 20～30 次。

【动作要领】

有人说在吸气时腹部总是鼓起来，呼气的时候反而收回去。那是不是就错了呢？首先，吸气、胸腔扩张，腹部也鼓起来，这是很顺的一个过程，我们称之为顺腹式呼吸。那么反过来称之为逆腹式呼吸。其次，不管是吸气时腹部收回来还是鼓起来，只要在呼吸的过程当中，腹部在跟着一起活动都是腹式呼吸。所以，大家不要太刻意地强调在吸气的时候腹部是收回去还是鼓起来。

除了以上两种方法，八段锦中的"调理脾胃须单举"也能起到缓解胃胀、调理脾胃的作用。建议选择适合自己的运动方式，坚持锻炼。

摩运胁肋，舒缓肝郁胃痛

不知道大家有没有这样的经历，情绪平稳时，胃没有任何问题，但是一生气，胃就开始胀痛，并且没有食欲。出现这样的胃痛，大家总在犹豫该不该吃药治疗。我觉得，如果检查提示胃部没有溃疡、炎症等病变表现，通过运动遏制生气、发怒等不良情绪的发生会是一个更好的选择。本节就介绍几种能舒缓肝气、调畅心情来防止胃痛发生的方法，大家平时或生气时不妨练习一下。

第一个运动是摩运，具体动作如下：

1 两手握固，左手在下，右手在上，放在我们右侧的胁肋部位。

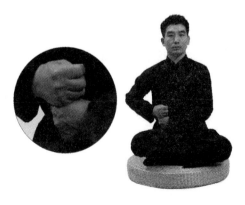

2 两拳同时从下往上，再从上向下在右侧胁肋旁进行推按，反复 3～5 次。

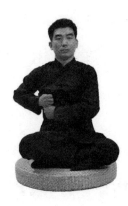

3 两拳从右向左推出，推到身体的左侧，同时上身微微地左转，两拳到左侧胁肋部位后，从下向上，再从上向下进行推按，反复3～5次。

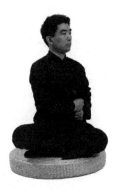

【动作要领】

两拳上下不能分离，力度一致。

第二个运动是熨摩，具体动作如下：

1 两手放松，十指交叉，抚按在膻中穴的位置。

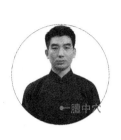
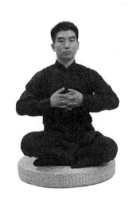

2 两手从上向下推按胸腹部正中的任脉，一直推按到肚脐部位，重复 20～30 次。

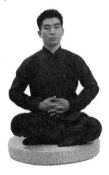

3 两手分开，分别从两侧的胸部上侧开始向下进行推按，一直推按到下腹部，重复 20～30 次。

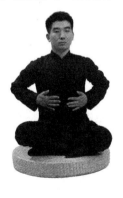
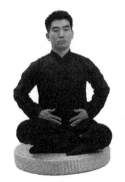

【动作要领】

分推胸部两侧时，可以双手十指交叉分别推按左右侧，也可以两手分开，同时推按左右侧，无论哪种方法都要力度均匀，动作缓慢。

第三个运动是左右冲拳，它与八段锦中的"攒拳怒目增气力"和健心健康操中的"冲拳"不同，具体动作如下：

1 开步站立，两手向前合掌，手指向前，目视前方。

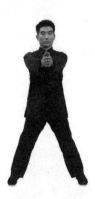

2 两掌分开握拳，收于腰间，蹲马步。

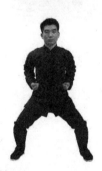

3 冲左拳，手臂右摆。

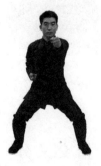 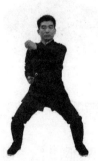

4 左侧手臂向内旋肘，使手臂呈90°屈曲，拳向上。

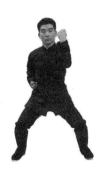

5 左拳收于腰间，同时身体重心右移，冲右拳，同时踢出左腿。

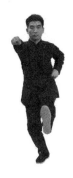

6 收右拳于腰间，同时左腿收回，再冲左拳，同时踢出右腿。

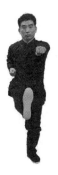

7 冲右拳，做右式动作，动作与3～6相同，方向相反。

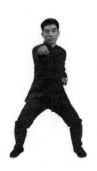

中医认为，肝的主要生理功能是调畅气机、调畅情志、贮藏血液、调节血量。肝气不舒则容易导致气机升降失常，该升不升，该降不降，从而产生气机郁滞、疼痛。本节介绍的三种动作，都具有疏肝理气的作用，故经常练习可以预防因生气导致的气机不畅、胃胀、胃痛、不思饮食等问题。

内外夹击，远离便秘烦恼

便秘的时候，大家如厕都有这样一个动作——屏气增加腹压，希望通过这样的外部力量来推动大便的排出。这也应验了中医的诊断，气虚、肠动力不足是导致便秘的主要原因之一。中医认为，"气为血之帅，血为气之母"。一旦气虚，则血行缓慢甚至瘀滞，各器官无法得到濡养，身体的一系列麻烦就随之而来。如气虚则脾的运化功能和胃肠蠕动减弱，身体就会有胃脘痞闷、纳差、便秘等症状。而通过增加腹压治疗便秘并不适合所有的人，因为有时不仅无效还会因为腹压的增大而导致脑出血或心梗的发生。如您有心脑血管疾病，建议您通过以下方式进行调理。

第一种方法是源于《诸病源候论》中的理气运动——转动，具体动作如下：

1 站立姿势，足部保持温暖。两手重叠按于腹部，沿顺时针方向揉腹部，幅度由小到大，力度由轻到重。21 圈之后，再反方向揉 21 圈。以体会到腹部温暖、咕咕作响，甚至微微汗出为度。

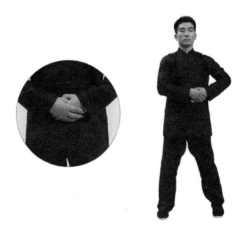

2 揉腹之后，腰部向左转，头颈也左转，拧腰转头，再向右转。

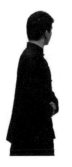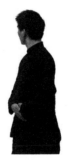

3 两手上托，掌根用力，再下按，体会上下通畅的感觉。

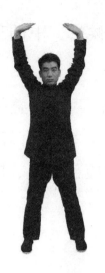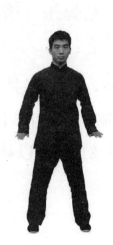

第二种方法——虎视。

1 屈膝跪坐，两手据地。抬头塌腰，"虎视"向前，略停3～5秒。

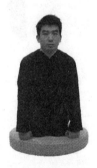

2 头尾向左，扭头后视，略停3～5秒后动作还原"虎视"向前。

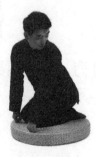

3 头尾向右，扭头后视，略停3～5秒后动作还原"虎

视"向前。

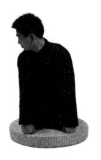

一左一右共做 3 次，重复练习 1～5 次。

身体的很多疾患或者紧张、抑郁等情绪都会引起大便秘结，这其中的原因多离不开脾胃功能异常。所以在治疗便秘时，应先调理脾胃，只有在恢复脾胃功能，机体抵抗力增强之后，才能使便秘难题得以解决。

第五章

动静结合，
消除心血管隐患

　　心血管疾病是人类健康的一大杀手，随着工作压力的增大，生活节奏的加快，心脏病、高血压等心脑血管疾病的发病率不断增加，严重影响着人们的日常生活。近年来，在地铁站、公园、广场等公共场所，心脏病突发的情况时有发生，因此需要大家提高对于自身健康的管理，要注重"防微杜渐"。中医认为心为君主之官，主人体血脉、主神志，怎么维护好人体内君主的作用呢？下文将介绍一系列简单实用的养生方、导引法，使大家可以在工作、生活之余随时随地地练习，强健生命发动机，为生命保驾护航。

心脏无小事，健心运动保安康

人的心脏被喻为生命的发动机，它只有本人的拳头大小，外形像桃子，位于横膈之上，两肺间而偏左，它无时无刻不在胸腔内做着收缩运动。当它健康的时候，我们感觉不到它的存在。即使有问题，有时也很难发现。多在运动后，自己感觉到心慌、胸闷，才会怀疑心脏可能出了问题。那是否意味着，心脏稍有问题就不能运动呢？当然不是，由我编创的一套新的心脏导引术——健心健康操，它不仅适合健康人锻炼，心脏不好的人依然可以通过它来强心健体。为了方便大家记忆和理解，这个健心操的名称由8个字组成，前4字表示动作特点，如展翅飞翔、左右冲拳、拍拍打打等，后4字表示本动作的功用，如滋润身心、调节心肺、通达经络等。这套健心健康操共有八式，动作简单、路线清晰，属于中低等强度的有氧运动。具体动作如下：

第一式：展翅飞翔，滋润身心

1 左脚向左打开，开步站立，然后两手向身体两侧打开、平举。

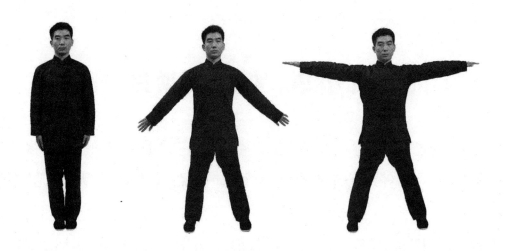

2 左脚向前，脚尖点地，同时两手在胸前交叉环抱，左手在外，右手在内。

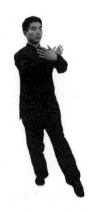

3 两手转掌心向下，下按至腹前。

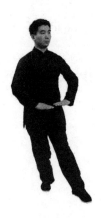

4 两臂由体侧上提，至掌心相对，同时，重心移向右腿，

左腿伸直，脚尖翘起，脚跟着地，似鸟儿展翅飞翔。

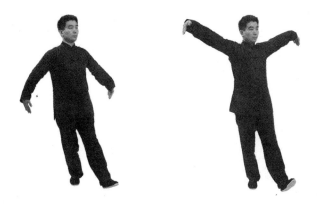

5 双掌坐腕下按，头向前顶，重心前移，左腿屈膝，右腿伸直，成弓步。

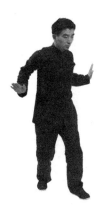

6 头继续前倾、上顶，两腿伸直，右脚尖着地，两掌下按至身体两侧偏后，掌心向下，两手五指分开，目视前下方，好似鸟儿的收翅动作。

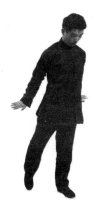

7 展翅、收翅为一次，共做 3 次，然后动作收回，恢复并脚站立姿势。

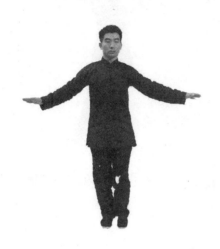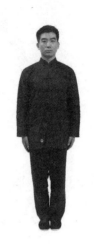

8 右式动作，动作相同，方向相反。

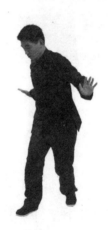

【功效】

本式动作参考了《诸病源候论》导引法中的仿生思想，通过展肩扩胸，两手下按、上提，模仿鸟儿飞翔。经常练习可以扩大胸腔容积，使肺宣发肃降的功能得以发挥，起到调节呼吸、滋润身心的作用。

这个动作也象征着内心的自由、安详，还能调节身心，为后续锻炼做准备。

第二式：效法自然，调节心肺

1 左脚向左开步，两臂由体前上抬至与两肩相平，掌心相对，手指向前。

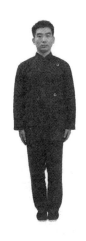
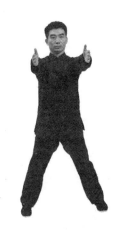

2 继续上举至头两侧，手臂与地面垂直，掌心相对，指尖向上。

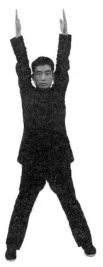

3 两手转掌心向前，五指分开，由体侧划弧下落，至两臂成"一"字。

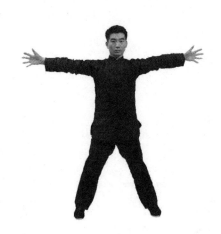

4 两腿微屈，手指合拢，两手捧于腹前，目视两掌。

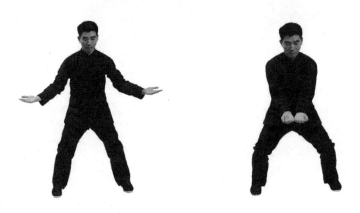

5 两臂伸直向前抬起，掌心相对，上举至头顶后转两掌心向前，两掌从身体两侧下落后，掌心向下，左脚收回，恢复中正站立。接着做右式动作，动作相同，只是开脚方向相反。

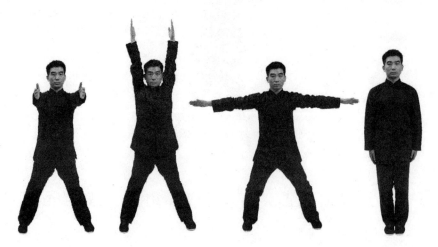

一左一右各 1 次。

【功效】

本式动作参考《诸病源候论》导引法"存想天地"。重点效法自然界的天地，划弧象征天之大，捧掌象征大地的承载和孕育作用。此动作可改善手指末梢微循环，调节心肺功能。

老子在《道德经》中讲到："人法地，地法天，天法道，道法自然。"本式动作就是效法自然界的天地，象征着天人合一。

第三式：一上一下，补益心脾

1 两手在胸前交叉，左手在内，右手在外。

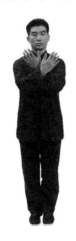

2 左手向上穿，同时右手转掌下按，头向右转，随后右腿提膝，脚尖向下，略停 3～5 秒。

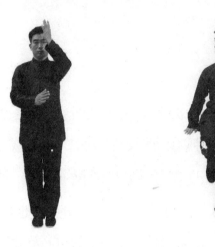

3 右腿下落，头转正，两臂收回，两手掌胸前交叉，换右手在内，左手在外，做右式动作。

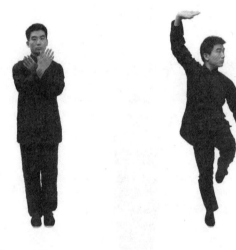

一左一右各 1 次。

【功效】

本式动作参考了《诸病源候论》中"托按"等导引法，通过两手一上一下，调节人体脾胃，改善血液运行。两臂上下的动作，还能活动肩关节，防治"五十肩"等肩关节疾患。在传统八段锦中，"调理脾胃须单举"也是通过一手上托、一手下按来调节脾胃功能。

第四式：左右冲拳，心情舒畅

1 左脚打开，两腿微屈，同时两手握拳收于腰间，冲左拳。

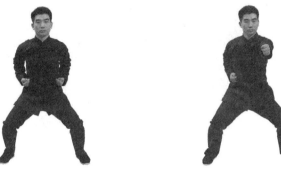

2 左手腕内旋，拳变掌，掌心向下，手腕继续内旋，转掌心向外，大拇指向下。

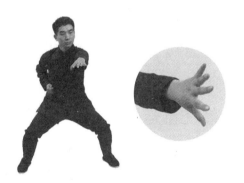

3 左手腕外旋至掌心向上，从大拇指开始，逐次回收手指，掌再变拳，随着手腕内旋，拳收回腰间，改冲右拳。

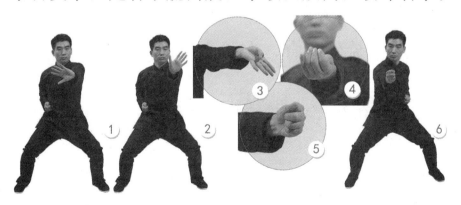

4 冲出右拳后，收回左脚，并步站立。然后开右脚，做右式动作，先冲右拳，再冲左拳。

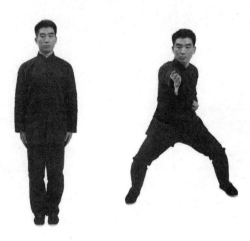

一左一右各1次。

【功效】

本动作参考了《诸病源候论》导引法中的"握固"。肝主筋，为将军之官，通过较快节奏的冲拳动作可增强肝脏功能，调节人体情绪，改善气血运行。人体的情绪和肝脏有密切关系，肝在志为怒，喜欢舒畅、条达，本动作顺应了肝脏的功能特点，通过冲拳发泄坏情绪。在握拳时采用的是大拇指在内的方式，有收敛固护人体魂魄的作用，对于平复焦躁的心情有很好的作用。

第五式：旋转腰脊，交通心肾

1 左脚向左开步，两臂侧起，与肩平，掌心向下。

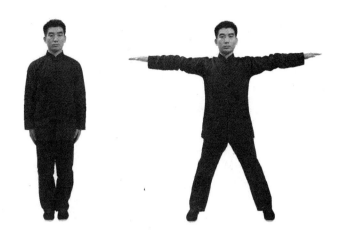

2 以腰为轴，向左转身 90 度。

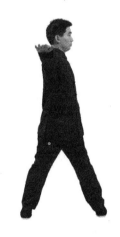

3 两臂屈肘，左手手背贴在腰部，右手放在左肩，头向左转，略停 3～5 秒。

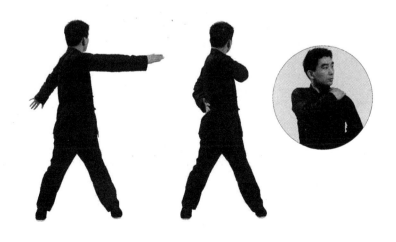

4 双臂展开，身体转正后，向右旋腰，做右式动作。

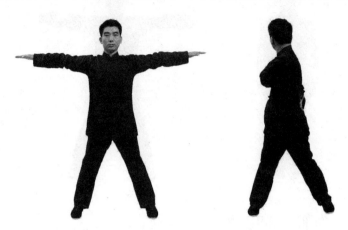

一左一右各 1 次。

【功效】

本式动作参考了《诸病源候论》中"转身、引腰"导引法。腰为肾之府，通过旋转腰部、颈椎，达到健肾、交通心肾的目的。心在五行属火，位于上，肾属水，位于下，人体是一个矛盾的统一体，只有当心火下降，温暖肾水，才能使肾水不寒，不容易出现腰膝酸软等症状；当肾水上升，滋润心火，能使心火不亢奋，不容易出现心烦、失眠等症状，这个动作就有利于调节人体的心肾功能，使其发挥正常的作用。

第六式：心花绽放，朱雀还巢

1 并脚站立，两手在胸前十指交叉。

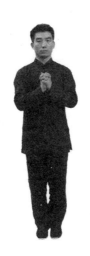

2 左脚向前上半步，屈膝，成弓步，两手十指打开，掌根相接触，好似莲花绽放一样。

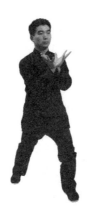

3 两手掌根用力上托，抬头，两臂至面前打开，手臂侧举，目视前上方，人体好似一朵开放的花朵，略停 3～5 秒。

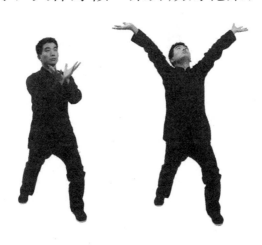

4 两手在头上方交叉相握，目视前方，左脚收回。

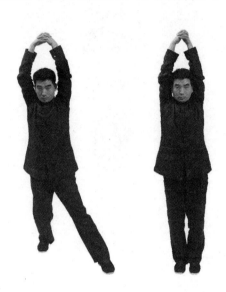

5 交握的两手下落到胸前，再做右式莲花绽放的动作，动作与 2～4 相同，方向相反。

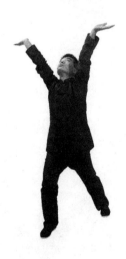

一左一右各 1 次。

【功效】

本动作通过用双手、双臂模仿花朵的绽放，就是让练习者感到自己就是世界上独一无二的花朵，要有生命的绽放。这是对《诸病源候论》"存想法"的运用。本式动作可以拔伸脊柱、舒展胸腹、调畅身心、宁心安神，有利于精神和气血内敛，改善睡眠。

第七式：拍拍打打，通达经络

1 开步站立，两手同时拍打两肩，半个八拍。

2 两手相交，拍打胸部，半个八拍。

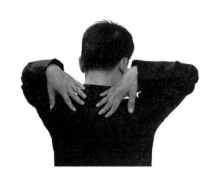

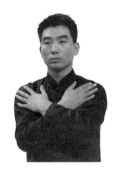

3 两手一上一下，拍打腹部中心，半个八拍。

4 两手一左一右拍打腹部外侧，半个八拍。

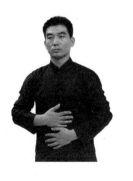

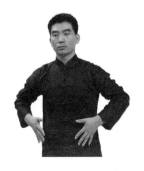

5 两手由上向下，拍打腿的外侧，一个八拍。

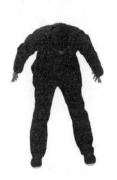

6 两手由下向上，拍打腿的内侧，一个八拍。

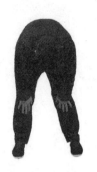

7 右手拍打左臂内侧，一个八拍。

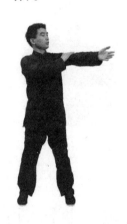

8 右手拍打左臂外侧，一个八拍。

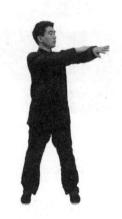

9 左手拍打右臂内侧，一个八拍。

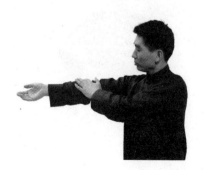

10 左手拍打右臂外侧，一个八拍。

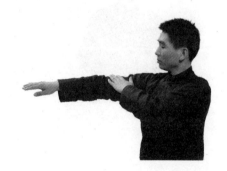

【功效】

本式动作参考《诸病源候论》导引按摩相结合的方法，通过拍打通经活络、强筋壮骨、活动关节，促进血液循环，增强新陈代谢，提高身体抗病能力，从而起到强身健体、延缓衰老的作用。动作轻快，节奏感强，令人心情愉悦。经络系统是人体非常重要的组成部分，人体体表是经络系统的皮部，通过拍打，影响的是整个经络及其联系的脏腑。

第八式：心心相印，幸福一生

1 开步站立，两手在腹前下按，掌心向下。

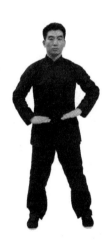

2 两手分别向两侧划弧侧起，手背在头上方相靠，目视上方。

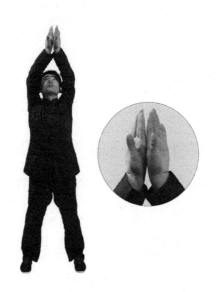

3 两手沿原路返回，下落，目视前方，同时左脚收回，手在胸前结成"心"形。然后做右式动作，动作相同，方向相反。

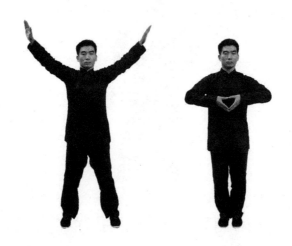

一左一右各 1 次。

【功效】

本式动作参考《诸病源候论》中"牵拉胁肋"的方法，借鉴了"存想"的理论。两臂侧起的动作难度不大，对人体是一个整体的锻炼。两手结成心形，体现人们心怀坦荡，有一颗爱心，能恒久忍耐，有恩慈，不嫉妒，不自夸，不张狂，能够包容，拥有盼望，也呼吁人人都献出一点爱，心系他人，坚持锻炼，和合致中，身心健康，共同享受幸福人生。

血压居高不下，虎步功助降压

高血压是临床常见病，也是心脑血管病最主要的危险因素，可引起脑卒中、心肌梗死、心力衰竭及慢性肾脏病。中医认为，该病以肝肾阴虚、肝阳上亢为主要病机。在该病预防和治疗中，不管中医还是西医都认为运动是高血压病的重要辅助治疗手段。这里就为您介绍两个改善高血压的中医运动处方。

第一项运动是虎步功，虎步功外练腰腿，内练肝肾，对阴虚火旺的高血压有很好的作用，具体动作如下：

1 自然站立，下颌微微收回，头向上提。两手缓缓上提，叉在腰间，大拇指在后，四指在前，轻轻并拢。

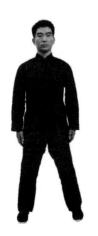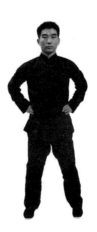

2将重心移到右腿，左腿提起，左足大趾尖点在地上，自觉小腿发胀，然后将左腿向正前方慢慢地、轻轻地踢出，右腿支撑全身。

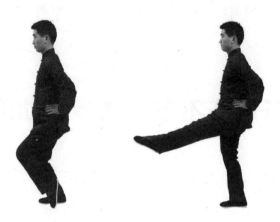

3左足尖向上翘起，左脚向下蹬，然后恢复原来足背与胫骨成直线的姿势，这方法名叫"凤点头"。

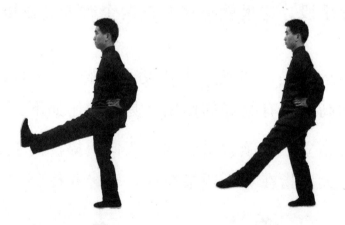

4把脚掌向内一转，以足大趾为中心划个圆圈。再向外一转，反方向划个圆圈，配合足胫踝部运动。

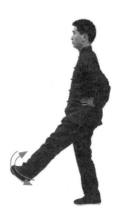

5 左脚下落，先用脚后跟着地，慢慢把膝关节弯曲，大腿向前，在做这个动作的同时，右腿顺势伸直，成弓步。

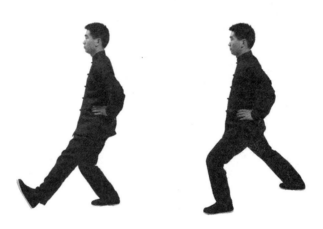

6 微微把两腿前引后伸 2～3 次，腰部随着两腿的动作，也微微相应做前后运动，同时大拇指用力点按腰部。

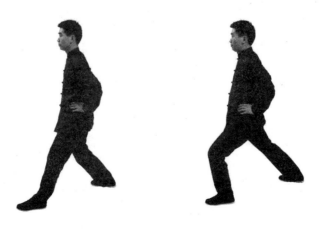

7 将右腿的箭步，轻轻朝前一蹬，向前一送，随即把右腿与左腿看齐，用脚尖点地，反方向做右式的动作，如此左右交互地运动，一步一步往前，以整个腿部感觉酸胀为度。

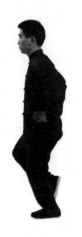 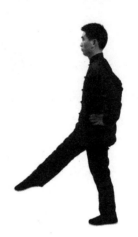

两腿交替前踢 3～5 次。

【动作要领】

虎步功锻炼时，两腿交替向前运动，故活动场地的长度不宜过短。

【功效】

虎步功重视的是腰腿的锻炼，这是人体较低的部位，也是血液循环容易出现问题的部位，加强对这个部位的锻炼，有利于血液回流，改善末梢循环，减少外周阻力，进而辅助降压。但这个动作不适合有膝关节疾病的人练习。

第二项运动是三线放松法，此方法没有肢体的运动，主要是靠意念放松全身。准备姿势可以取站姿，两脚平行，自然分开约与肩膀同宽。逐渐放松以下三线：

1 第一条线：头部两侧——颈部两侧——肩部——上臂外侧肘关节——前臂外侧——腕关节——两手——十个手指——手指尖。

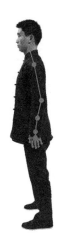

2 第二条线：面部——颈部——胸部——腹部——两大腿——膝关节——两小腿——两脚掌——十个足趾——足趾尖。

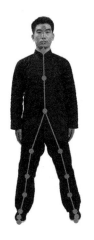

3 第三条线：脑后部——颈后部——背部——腰部——两大腿后面——两膝窝——两小腿——两脚跟——两脚底。

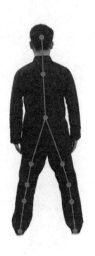

【动作要领】

每一条线上，都有九个或十个重点的放松部位，做时先注意一个部位，然后默念"松"，念"松"字的过程中逐渐转为念"送"的音，从第一条线开始，依次放松三条线。

【功效】

高血压与情志有着密切关系，三线放松法和呼吸放松法都有利于宁神静气，可减少气滞、气逆带来的头晕、胁胀等不适症状，适合广大读者练习。

第六章

健身气功，
防治糖尿病及并发症

　　健身气功是以自身形体活动、呼吸吐纳、心理调节相结合为主要运动形式的民族传统体育项目，是中华悠久文化的重要组成部分。目前流行的主要健身气功有九种，分别是：易筋经、五禽戏、六字诀、八段锦、十二段锦、大舞、导引养生功十二法、马王堆导引术、太极养生杖。这九套功法是国家体育总局向全国乃至全世界推广的健身气功功法。本章内容推荐给大家一些健身气功中的动作，能起到调节血糖、改善内分泌功能的作用。

八段锦，控制血糖好帮手

中国是最早对糖尿病有认识的国家之一，古时称之为"消渴病"。根据其病位、病机和症状的不同，消渴病又有"上消、中消、下消"的称谓。而今，糖尿病常常被人们称为"富贵病"，其"贵"之处在于病程时间长，且要长期吃药才能较好地控制血糖。大家都知道糖尿病本身并不可怕，可怕的是随之而来的一系列并发症。控糖不仅可以通过药物治疗实现，还能通过千年长寿操——八段锦来实现。

我给糖尿病患者推荐八段锦，有个重要原因，与我同就职于中国中医科学院的汪卫东研究员，研究八段锦对糖尿病的干预作用时发现：八段锦确实能更好地改善高血糖和胰岛素抵抗，对糖尿病患者提高生活质量、改善症状、减缓并发症发生都有非常显著的作用。所以我把八段锦这八个动作，逐一地教给大家，希望更多的糖尿病患者能从中受益。

预备势

1 两手并拢，头向上提，两臂自然下垂于体侧。这个时候要找到一种人体像松树一样非常挺拔的感觉。

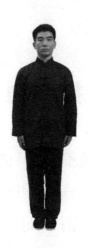

2 左脚向左侧打开，两脚距离与肩同宽。

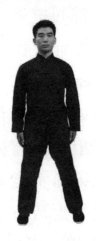

起势

1 两手在体侧略抬起，掌心向后，手指向远伸。

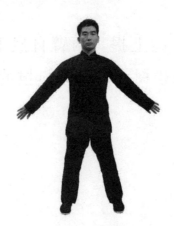

❷两手旋腕，向前环抱，同时屈膝下蹲，就像向下坐凳子一样，动作略停 3～5 秒。

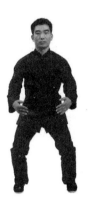

【动作要领】

1. 在起势动作中，屈膝的时候膝关节不要向前，用专业术语来说，就是膝关节不要超过脚尖，如果超过脚尖，我们称之为跪腿，就会对膝关节造成一定的损伤。对于一些年龄比较大、体质较差的糖尿病患者来说，在做下蹲动作的时候，微微屈膝即可，不要为了看起来蹲得很低，而改变动作的要求。

2. 下蹲的时候，上身不要前倾，并不是说一下蹲，上身都弯下来，这样锻炼的作用也就减弱了。

第一势：两手托天理三焦

❶上接起势动作，两手十指交叉，随后两手手心向上托至胸前转掌，两腿随之伸直。

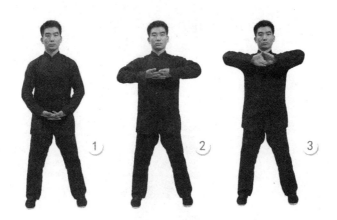

2 配合吸气，手臂继续向上伸直，缓缓抬头看着两手。两个胳膊尽量贴近耳朵，两臂伸直。

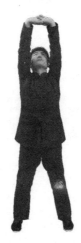

3 闭气，头还原，目视前方，两手继续向上撑，略停3～5秒。

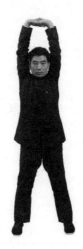

4 配合呼气，两臂向两侧打开，与肩平，手掌心转向下。

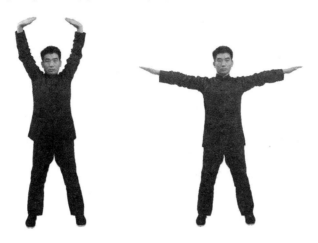

5 两臂下落，屈膝，回到屈膝捧掌的姿势。

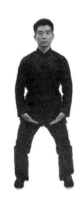

一上一下为 1 次，共练 6～10 次。

【动作要领】

1. 两手托天，就是手在向上托时，要做到掌根向上用力，就好像要托到天花板一样，人的身体形成上下对拔拉伸，这是本势最重要的一个要求。

2. 这个动作熟练以后，两手向上时，要配合吸气，两手下落时，需配合呼气，就是把动作和呼吸配合起来。

【功效】

"两手托天理三焦"这个动作，顾名思义就是调理人体的三焦，三焦包括上焦、中焦和下焦。通过"调理三焦"的动作锻炼，实际上也是针对"三消"出现的部位，对人体进行整体上的调节，让我们三焦的气血通畅，邪热消散，改善因糖尿病引起的各种症状。

第二势：左右开弓似射雕

1 接上一势，两手上抬，搭腕（两手腕十字交叉），右掌在内，左掌在外，掌心向内，重心移到右脚，左脚向左开步。

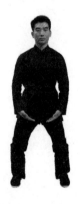
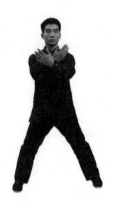

2 两腿伸直再屈膝，两手做向左开弓射箭动作，头向左转。左手变八字掌，左臂伸直。同时，右手变虎爪劲，右臂弯曲，右手置于右肩前时动作略停3～5秒。

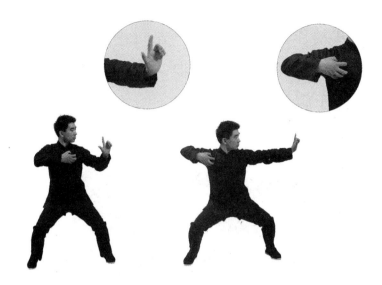

3 左右手同时变掌，左手位置不变，右手向右划弧推出，两臂水平伸展。

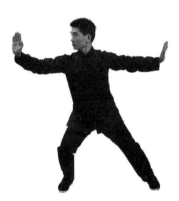

4 左脚收回，两脚并拢，两臂随着两腿伸直下落，两手捧掌于腹前。

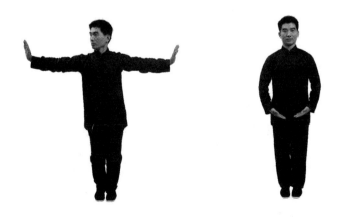

5 做右式动作，动作相同，方向相反。只是在最后收脚时，两脚不并拢，而是保持开步，两脚距离与肩同宽，微微屈膝，两手捧于腹前。

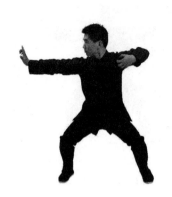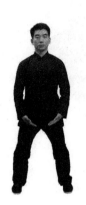

一左一右为 1 次，共练 3～5 次。

【动作要领】

1. 做这个动作时，有两个手形，第一个手形是八字掌，应先把手掌伸出来，立掌，手指尽量立起来，掌根用力向外推出，把大拇指和食指打开，其他三个指头弯曲，就好像汉字"八"一样。另外一个手形是虎爪劲，就好像老虎的爪子一样，非常有力，非常威猛地放在肩前。

2. 做"左右开弓似射雕"这个动作时，非常重要的要求是把肩抬平，这样才能更好地展肩，就像古人狩猎时挽弓搭箭一样。

【功效】

中医认为，糖尿病（消渴病）患者的上消与肺热有密切关系。什么情况下肺会生热呢？像我们平常窝着看书、用电脑，都是让肺热聚集的过程。

而我们通过展肩、拉伸和开弓射箭的动作，能同时牵拉肺经、大肠经，起到改善肺功能、散肺热的作用，特别适合有口渴、呼吸功能减退症状的糖尿病患者。

第三势：调理脾胃须单举

1 接上一势，左手向上托，两腿逐渐伸直。

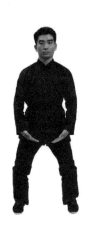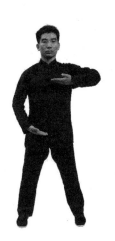

2 配合吸气，左手上托至胸前后，两手转掌，左手上托，掌心向上，右手下按，掌心向下。此时，两手手指向回勾。两肩外展，目视前方，略停3～5秒。

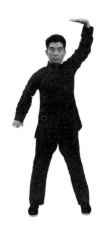

3 随着呼气，左手缓缓下落，转掌，掌心向下，右手同

时原路返回。两手在腹前掌心向下，再转掌，两手变成掌心向上捧于腹前。

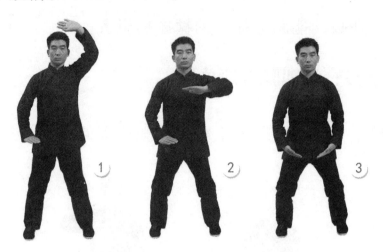

4 做右式动作，动作相同，方向相反。只是在最后一个动作时与左式不同，两手要按于身体两侧。

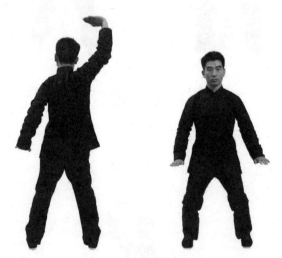

【动作要领】

1. 手上举时手掌要立掌，即向手背方向用力，这样掌根就会自然地向外发出一股力量。

2. 展肩。如果不展肩的话，只能体会到胳膊的动作，一手向上，一手向下。但当加了展肩动作后，就会发现这个动作不光影响胳膊，还会影响胸腔、两胁，甚至还有腹腔。

【功效】

调理脾胃，顾名思义是以调理脾胃为主要功效。脾胃功能影响着糖尿病的发生、发展，因此本动作有利于血糖的调节，脾胃功能的恢复。中医认为，脾胃是气血津液升降的枢纽，本式从动作上来看，也是一升一降，有利于辅助脾胃气机运行。

第四势：五劳七伤往后瞧

1 接上一势最后一个动作，两腿伸直，两臂向下伸直，大拇指向外旋，小指找大指，两臂随之外旋，头向左转，目视左后方，动作略停3～5秒。

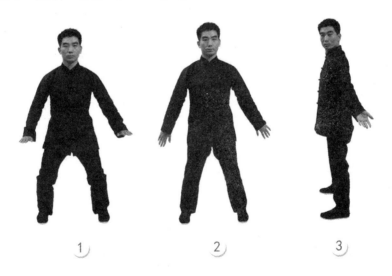

① ② ③

2 头转正，两臂转正，两手还原下按，两腿屈曲。

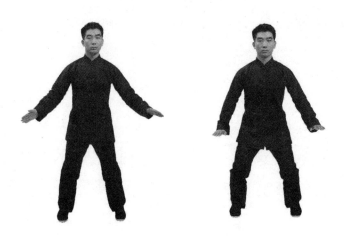

3 起身，反方向再做一次。手指带动两臂外旋，向右转头，略停 3～5 秒，头转正，双手掌心向上捧于腹前。

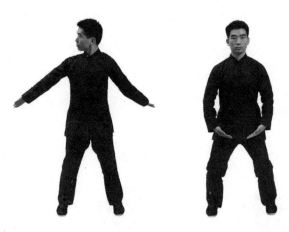

一左一右为 1 次，共练 3～5 次。

【动作要领】

1. 旋臂的要领是先将两臂伸直，而不是手在微屈的时候就开始旋转。

2. 两臂伸直，还要有向远伸的趋势，这样才会有非常明显的抻拉感觉。

3. 两手外旋后，两肩需向外展。

4. 头在左右转动时，要水平地左右转动。此时，眼睛的注意力集中到鼻尖，用鼻尖来带动眼睛平视。古人在练习这个动作时，头上会顶一个盘子，在左右转动时，保证盘子不会掉下来，才能符合动作的要求。

【功效】

手在向远伸的时候，可以让我们充分地伸展、舒展。对手指的末梢神经、血管都会起到比较好的改善、修复作用。此外，手部的三阴经和三阳经联络着我们身体非常重要的脏腑，练习本动作可通过对经络的刺激，进而影响到脏腑的功能，发挥辅助降糖，预防并发症的作用。

第五势：摇头摆尾去心火

1 接上一势，两手向上托，同时右脚向右开步，两手掌心向上托至胸前，翻掌，掌心向上，十指相对，两腿伸直。

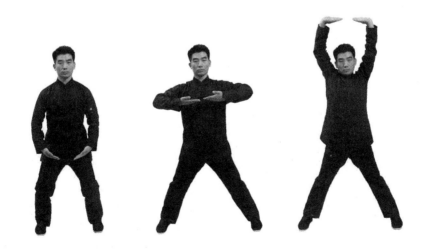

2 两手从体侧缓缓地下落，两腿随之屈曲，两手轻轻地抚按在大腿内侧，蹲成马步。

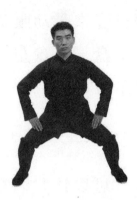

3 身体重心略向上移，向右侧倾，然后俯身，目视地面，上身和地面接近平行，从右向左划弧。

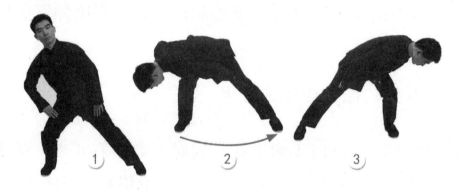

4 身体摆至左侧后，摇头，还原成马步姿势，目视正前方。再做反方向动作，身体向左侧倾，俯身，从左向右划弧，做摇头摆尾动作。

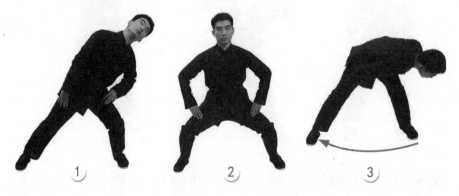

5 做收势动作。身体摆正后，两臂侧起，同时右脚收回，两脚与肩同宽，两手向上，掌心相对，两臂垂直于地面。然

后两手在体前缓缓下按，同时，两腿屈曲，两手下按于肚脐前，掌心向下。

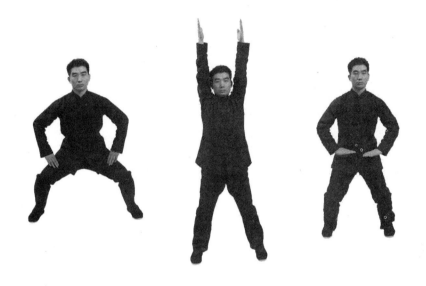

【动作要领】

1. 两手轻轻地抚按在大腿内侧，此时手是不用力的，同时上身保持正直，这样才能起到非常好的锻炼作用。

2. 在俯身时，上身和地面保持平行。要求上身不要拱起，而是平的，耳尖向远伸，上身向后拉伸，构成一种前后反方向拉伸的状态。

摇头摆尾去心火动作幅度较大，涉及的关节部位也较多。对于老年人来说，有一定的难度。如果实在做不了，有一个比较简单的简化方法，如下：

1 两手在身后十指交叉，然后两手向远、向上伸展，抬头、塌腰、翘臀。

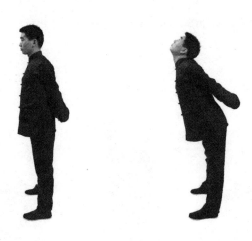

2 在上面动作的基础上，臀部和头部，都向左移动，再向右移动。这也是一种摇头摆尾动作。

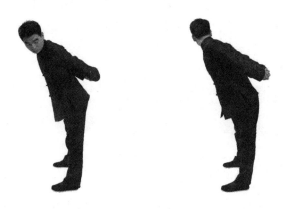

一左一右为 1 次，做 3～5 次。

【**动作要领**】

两手在身后尽量地向上伸展，不要贴在腰部。

【**功效**】

中医认为，人体的心和肾分别属于火和水，正常情况下，心肾相交，水火既济。当出现异常情况的时候，心火向上，不能很好地下降于人体的下焦温煦肾水；肾水也不能很好地升腾，无法发挥使心火不亢的作用，从而出现一种水火分离的症状。这恰恰是很多糖尿病患者，上面燥热，下面两腿乏力、腰酸、怕冷的缘由。

通过摇头摆尾这个动作，让人体旋转，沟通人体的上下，让水火能够更好地交融。这时候，在上的火就不会那么亢，在下也就不容易出现一些虚寒的症状。

第六势：两手攀足固肾腰

1 接上一势，手指向前伸，缓缓地起身。

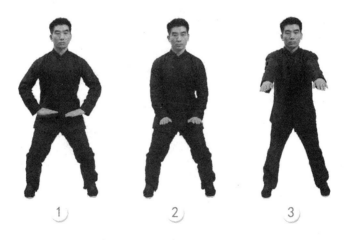

2 两臂尽量向上伸展，伸直，贴近耳朵，掌心向前。

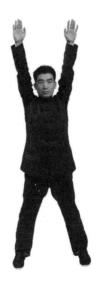

3 两手旋腕，掌心相对，缓缓地在体前下按，下按至胸前，从小指开始，逐一地向后反穿，穿于背后，两手按在后背尽量靠上的位置。

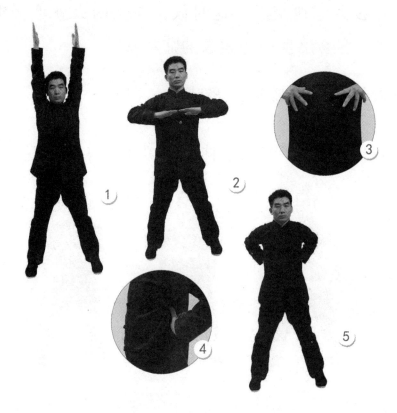

4 两手沿着膀胱经向下摩运，从上至下一直到脚跟处，抬头，略停3～5秒，体会这个动作给身体带来的拉伸。

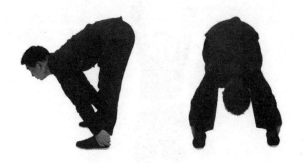

5 手向前伸，先不要急着起身，手向前伸，直到胳膊和

身体在一个平面时，再缓缓地用手把身体带起来，起身。

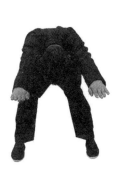 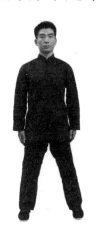

此动作共练 6～10 次。

【动作要领】

1. 手在向下攀足时，如果老年人柔韧性比较差，够不到脚后跟，可以放在膝关节处。

2. 手在胸前反穿时，从小指一侧开始，这是手部的比较细小的动作，又是对手指非常好的练习。反穿以后，尽量摸到后背比较靠上的位置，并不是要求一下子就放在腰部。

3. 起身时，手先向前伸，大概上升到手臂和身体在同一个平面时，再缓缓起身，把身体带起来。

【功效】

这套动作，主要针对糖尿病（消渴病）患者三消中的下消，下消容易表现为尿频、尿急这样的症状。通过两手攀足固肾腰的练习，可以间接改善膀胱和肾的功能，对糖尿病患者的肾脏起到保护和辅助治疗的作用。

第七势：攒拳怒目增气力

1 接上一势动作，两手缓缓地向下滑落、握固（大拇指在内），收于腰间，左脚向左侧打开，蹲成马步。

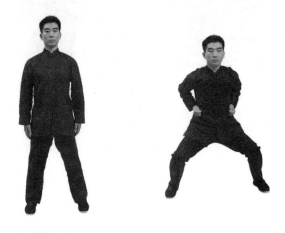

2 左拳向前冲出去（冲拳）。

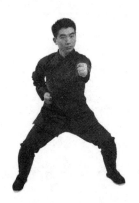

3 拳变掌打开，虎口向下，目视左掌，左臂外旋，旋腕划弧，待掌心转向上，手指向前时握固（大拇指先弯曲，其他四个指头依次弯曲收回），转拳眼向上，收于腰间。

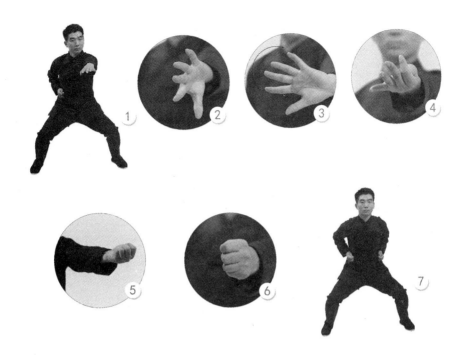

4 右拳冲出，右手动作同上，打开,立掌,划弧,握固,收回。

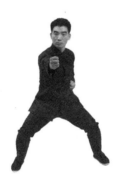

5 起身，左脚收回并拢，两臂还原，垂于体侧。

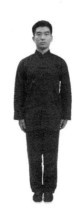

一左一右为 1 次，共练 3～5 次。

【动作要领】

1. 在冲拳时，要有前面有阻力在阻挡拳向前冲出，又要用力向前冲的感觉。这是在做中医传统的导引锻炼过程中，一个非常重要的要求，就是要找到一种矛盾，并不是说拳头来回地伸缩一下就可以了。

2. 在冲拳时还需要眼睛缓缓地睁大，有一种发泄的感觉。

3. 拳冲出去以后，划弧旋腕的过程中要求手腕的旋转幅度要尽可能大。

【功效】

冲拳怒目这个过程，是人体情绪宣泄的过程，对人体肝脏的疏泄功能也能起到一个比较好的促进作用。很多糖尿病患者因为疾病的关系常常伴有焦虑、抑郁等心理问题，经常练习此动作还能让大家在控制血糖的同时拥有一个好心情，享受人生。

第八势：背后七颠百病消

1 接上一势，脚尖用力地向下踩，头向上提，把脚跟提起来，略停。

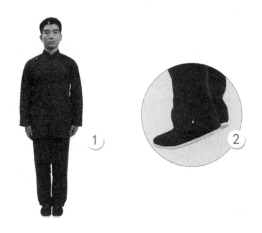

2 脚跟下落一半，再震脚。

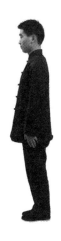

【动作要领】

1. 在向上时，脚尖向下踩，头向上提，形成一种对拔拉伸。

2. 在颠的过程中，不要脚跟抬起来就直接向下震，因为脚后跟属于肾，不适宜做大幅度的震动。

【功效】

在练习中医导引术和健身气功的过程当中，非常强调要找到人体当中的矛盾。所谓的矛盾，就是一边是向前的，一边是向后的；或是一边是向上的，一边是向下的。这样人体才能像琴弦一样。琴弦之所以能够出声，是因为它的左边和右边都被拉紧固定了。对于人体而言，人体的经络、组织，也像是琴弦一样，只有上下尽量地拉伸，这个"琴弦"才会绷紧，发挥功能。做颠足的动作，有拉紧筋脉的作用，利于消除百病。

收势

1 接上一势，两臂侧起，掌心向后，手指远伸。

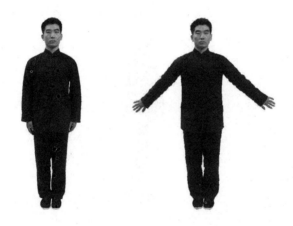

2 两手向前环抱，叠于腹前，调节呼吸。随着吸气，腹部隆起，呼气，腹部收缩，放在腹部的手掌也随之上下地起伏。

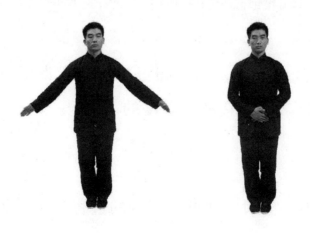

【动作要领】

1. 两臂侧起时手要向远伸，在向前环抱时，速度变慢。

2. 两手相叠，男性左手放在里面，女性右手放在里面，实际上也可以不拘泥于这种要求，怎么舒服就怎么放，也是可以的。

【功效】

两手放在腹部的时候，注意力就会自然地放在腹部，起到精神内敛的作用。且经过几次腹式呼吸，还能够更好地调节我们的脏腑功能。

赤龙搅海，缓解糖尿病口渴

《临床指南医案》记载："三消之病，三焦受病也。上消者，渴证也，大渴引饮，随饮随渴，以上焦之津液枯涸……"简单来说，上消的特征就是口干口渴，喝水特别多。中医认为这些症状是由阴虚燥热引起的。而针对口渴、喝水特别多这一阴虚的特点，最好的解决方法是滋阴清热。

在正常情况下，口腔里都会分泌津液、唾液，但是对于糖尿病患者来说，唾液的分泌是比较少的。其实大家可以通过舌头在口腔里头搅动，刺激唾液的分泌。具体方法是：

第一步：赤龙搅海

1 先把舌尖放在外侧牙龈的右上部位，从右上外侧牙龈，向左上外侧的牙龈缓缓地移动，然后再回来，来回做 3 次。

2 舌尖贴在上牙龈内侧从右上开始，移动到左上，来回做 3 次。

3 舌尖贴在下牙龈外侧，从右外侧向下再向左外侧移动，来回做 3 次。

4 舌尖贴在下牙龈的内侧，从右侧向左侧搅动，共重复 3 次。

第二步：鼓漱吞津

分泌了唾液以后，将唾液在嘴里面像漱口一样鼓漱。在漱口的过程当中，唾液会分泌更多。分泌后的唾液存在口腔里面，分成三口缓缓地咽下，感受它经过胸腔、腹腔，一直到肚脐部位。

古人认为，唾为肾之液，它对改善阴虚的症状，尤其是糖尿病患者阴虚的症状非常有效。但对于一些人来说，简单的唾液分泌确实不是那么容易的一件事情，如果通过刚才的搅动，还没有分泌得很充分，那么还可以重复多次，或让舌尖在口腔内转圈，或者想一想比较酸的食物，比如草莓、酸枣、柠檬、百香果等，口腔分泌的唾液自然就会多一些。

手上有活儿，有效防治神经病变

对于健康人来说，拿针扎一下手指会觉得非常刺痛。但是糖尿病患者如果出现末梢神经病变，两手会出现温、痛、触觉的反应迟钝，两手就好像戴了"手套"。此外，有人还会出现手发麻、发胀的症状。针对糖尿病引起的上肢神经末梢病变问题，我们应该采用什么样的方法进行锻炼呢？本节就给大家一一介绍。

第一个运动是连环三掌，具体动作如下：

1 自然站立，手部中指带动两臂向身体两侧平举。

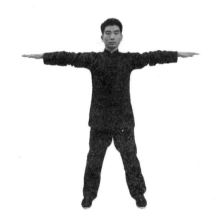

2 须弥掌，手指向远、向上伸展，最后手指呈翘立姿势，掌心向外。

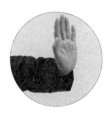

3 鹰爪劲，两手在须弥掌的基础上，先将大拇指和小指

打开，再打开无名指和食指，最后两个手的五指完全打开。手指向回勾，掌根向外推。

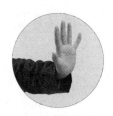

4 虎爪劲，在鹰爪劲的基础上，将手指第一和第二关节弯曲，抓扣，形成虎爪的姿势。

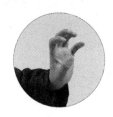

【动作要领】

1. 第 2 步立掌时手部肌肉要有拉伸的感觉。

2. 第 3 步是将五指逐步打开，就像一个圆圆的荷叶一样，感觉有一股力量一直向手指方向延伸，以手指有胀和疼的感觉最佳。

第二个运动是十指抓扣，具体动作如下：

两手十指分开，相互交叉，扣在一起，置于胸前。两手同时用力，使人能感觉到手指和手掌之间相互用力挤压，然后相互按摩数次，心中默念"三二一"，最后放松，稍微活动一下。

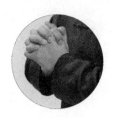

以上动作重复 10 次。

【动作要领】

1. 力度。可以在个人能够承受的情况下，尽可能让力量大一些。因为手部肌肉收缩时，会促进手部的血液循环，有利于改善末梢神经功能。

2. 注意力要集中在手掌的动作上。

第三个运动是手部蛇形涌动，具体动作如下：

1 两臂向身体两侧水平伸直，手掌和两臂呈水平状态。

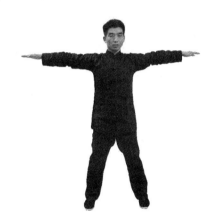

2 将手指向回勾，手指向下，拉伸手背肌肉。

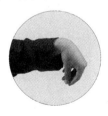

3 手掌向上翘立，随后手指逐节翘立起来，呈立掌。

以上动作每次练习重复6~10次，当练习熟练以后，手指逐节向远涌动，甚至带动胳膊也随之涌动，就像波浪形一样，我们称之为蛇形涌动。

以上关于糖尿病造成的上肢末梢神经病变的干预手段和方法，如果大家坚持锻炼，不仅能够延缓末梢神经的病变，还能帮助末梢神经逐渐恢复功能。

脚下八法，教你防治糖尿病足

糖尿病有一种大家都不愿见到的并发症，叫糖尿病足。虽然脚和手都是人体的最远端，但脚是距离心脏最远的部位，因此，它的神经受到损害后，危害更重。主要表现不仅有痛觉、温觉等的减弱，还会出现神经血管的综合性病变，如局部动脉的闭塞，如果治疗不及时很可能出现溃疡，甚至坏疽，更严重者还需要截肢。而手部则较少发生这样的严重并发症。为了防治脚上末梢神经的病变，请跟我一起练。

第一个运动是脚下八法。具体动作如下：

1 两脚开步站立，两手叉腰。

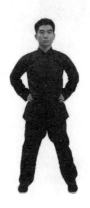

2 屈膝，重心移到右脚上，左脚脚尖点地，这个称为丁字步。

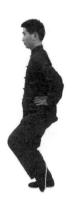

3 丁字步站好以后，将腿伸直，然后左脚踢出去，脚尖绷直，脚面绷直，这个方法称为搜裆腿。

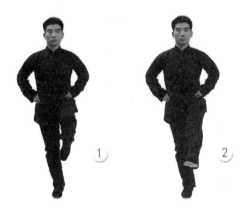

4 勾脚尖，这个动作称为翘尖式。脚尖尽量地向回勾，这个时候会感觉到小腿的后侧是完全绷紧的。

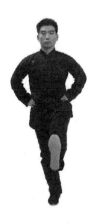

5 脚跟尽量向下用力蹬，称为海底针，就像是向海底、向下扎针的感觉。

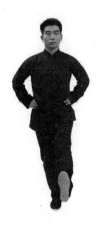

6 脚的大趾向下点，身体直立，称为凤点头。

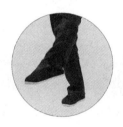

7 脚大趾拧动，沿左→上→右→下方向划弧，共划弧 3 次。然后再反方向，沿右→上→左→下方向划弧，共划弧 3 次。

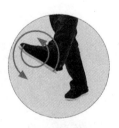

8 左脚练习 3 次以后，我们将左脚收回，恢复两脚与肩同宽的站立姿势，换右脚练习，动作相同。

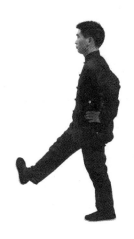

一左一右为 1 次，共练习 3 次。

【动作要领】

1. 左脚丁字步，重心在右脚上，左脚脚跟提起，脚尖点地，垂直于地面。右脚丁字步，重心换在左脚上，脚尖依然要点地，与地面垂直。

2. 搜裆腿，脚向前踢出，要保持住脚面绷直绷紧，脚尖尽量向远伸展。

3. 翘尖式，脚尖向回勾的时候，力量要集中到小腿的后面，力量在足跟。

4. 转动脚掌时，向左、向上、向右转圈，这是内转太极，内转太极 3 次；然后反方向，称为外转太极，也是 3 次。这个动作需要单脚站立，如果站立不稳，大家可以借助旁边的桌子，或者其他能帮助我们站立平稳的物品，也可以躺着练习。

第二个是有着大功效但又简单实用的小运动，具体动作如下：

1 直立，两脚水平踏地，先把左脚脚尖提起来，略停几秒，让小腿前侧有拉伸的感觉。左脚尖还原下落，再把右脚的脚尖提起来，脚尖向上勾。左 1 次，右 1 次，根据自身情况，重复数次。

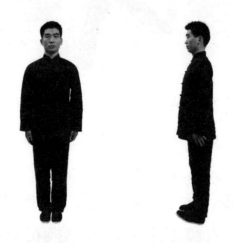

2 两手抚按在小腿胫骨上，大拇指抵住胫骨内侧缘，其他四个指头自然地放在腿的外侧，然后顺着这个部位，手不离腿，一直向下推按，重复 5～10 次。

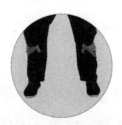

以上几种方法非常实用，而且方便大家在任何场景、任何环境下进行练习。比如在办公室可以做一做脚下八法，在公交车上，也可以把脚跟向下踩，然后将脚尖提起来。通过反复练习本式动作，有助于促进双脚气血的运行，可预防和改善足部的末梢神经病变。

转一转，远离糖尿病眼病

糖尿病眼部病变的发病率比正常人要快、要复杂，它会侵犯眼底血管，造成玻璃体的浑浊，出现飞蚊症，还会影响视神经，导致视物模糊，或者视野出现暗区。针对糖尿病眼底并发症，本节推荐给大家几个小方法进行干预。

第一个方法叫熨目，什么叫熨目？"熨"是电熨斗的"熨"，"熨"这个字代表有一定的热量。具体动作是：

1 先将两手手掌相互摩擦，搓热。

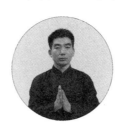

2 两手搓热后放在眼睛上，体会手的热量，通过眼皮逐渐地向内传导。

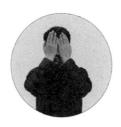

第二个锻炼的小方法叫做轮睛，什么叫轮睛呢？"轮"是车轮的轮，"睛"指的是眼睛，眼球。也就是说让眼睛像车轮一样转一转。具体动作是：

1 轻轻地闭上眼睛，两个眼睛先向左转，然后再向右转，尽量转到最大的幅度。一左一右为 1 次，共做 3～5 次。

2 保持闭眼状态，在左右转动以后，眼睛再做向上和向下的运动。一上一下为 1 次，共做 3～5 次。

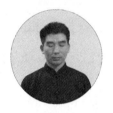

3 保持闭眼状态，眼睛做斜向上和斜向下的运动。先向左上再向右下运动，运动 3 次。然后做先右上再左下运动，运动 3 次。

4 保持闭眼状态，眼睛做环绕运动。眼球按照向上→左→下→右，环绕做 3 次。然后再反方向，向上→右→下→左，环绕做 3 次。

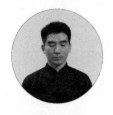

做完以上动作后，缓缓睁开眼睛。

每天搓搓，抵御糖尿病肾病

肾脏除了包膜外几乎没有神经分布，故又被称为"哑巴器官"。糖尿病肾病前期是没有任何症状的，只有到了中晚期，才会有浮肿的表现，所以糖尿病肾病又叫"静寂的杀手"。这些特征就要求糖尿病患者要更加重视它。针对糖尿病肾病的防治，除了可以练习前面提到过的"两手攀足固肾腰"以及治疗腰椎关节疾病的"转腰"外，还可以选择搓腰的方法，具体动作是：

站立位或坐位，两手手掌捂在腰部，然后进行上下来回地搓动。

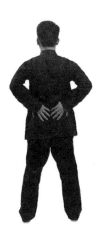

【动作要领】

搓的时候首先是向下按，要有一定的力度，也要有一定的速度。当我们手发热了，腰部也会受热。

　　肾在五行属水，特别适合给它一些温暖，这样有利于肾功能更好地发挥作用。而腰为肾之府，因为肾在体内，没有办法直接受到刺激，所以通过一些对腰部的刺激，如搓腰等，来间接地改善肾脏的功能。

第七章

养气排瘀，
提高带癌生存率

"癌"字生就一副恐怖相，人们谈"癌"色变。随着医学的发展，疾病治疗手段的增加，人们逐渐认识到，癌症并不是最可怕的，最可怕的是心魔。癌症并不是不可防不可治的，我们对癌症要有积极的心态去预防和治疗。下文将介绍几个能增强身体抵抗力的运动，希望大家坚持练习。

活血化瘀，降低患癌风险

祖国医学认为，气血瘀滞是肿瘤发病的基本病因。《黄帝内经》中也记载："年四十而阴气自半，起居衰矣。"也就是说，人到中年以后身体都会出现气血衰弱的问题。气血运行不畅，再加上饮食起居、情志等多种因素的综合作用，体内容易形成气滞血瘀等病理状态，如果任其发展，就会增加肿瘤的发病风险。在临床上，我常说"每一块肌肉都是一颗跳动的心脏"，充分发挥肌肉的作用，就能够让血液运行通畅起来，进而达到活血化瘀的作用。

第一种方法是小腿运动，具体动作如下：

1 两腿开步站立，两臂向两侧伸直。

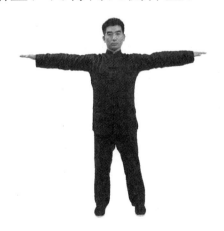

2 左腿提膝，脚尖先做伸直的动作，保持 3～5 秒。再做上勾动作，保持 3～5 秒。一伸一勾为 1 次，重复 3～5 次。

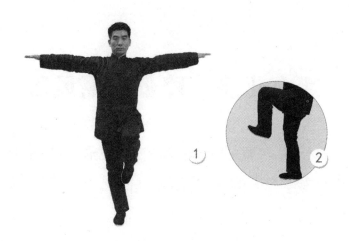

3 右腿提膝，脚尖做伸直、上勾的动作，一伸一勾为 1
次，重复 3～5 次。

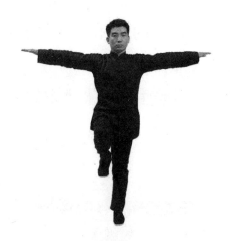

【功效】

人体下肢血管内有一个向心方向的瓣膜，每一次血管收
缩，瓣膜就会打开，血液便通过瓣膜向上涌出。血管舒张的
时候，瓣膜关闭，血液开始充盈血管，就这样血液随着血管
的收缩、舒张被送回心脏。中医所讲的活血化瘀，其实就是
让血液能强有力地流动，"冲"走身体的有害物质，不让它们
侵害身体。而能让血液强有力流动的基础就是血管能够有力

地收缩。练习本式动作，可促进血液回流，增强身体代谢能力，从而达到防癌治癌的目的。

第二种方法是松树练习法，具体动作如下：

开步站立，两手在头上方合掌，手臂尽量上举，人体就像一棵大树一样绷紧全身。保持 3～5 秒后，放松身体。

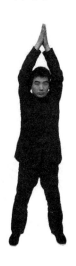

一绷一松，重复 10～15 次。

【动作要领】

大树的特点是笔直向上，所以，手要尽量向上举，脚要尽量向下踩。

养正气，增强抗癌能力

很多人患上了癌症就觉得毫无生机，殊不知，癌症并不是不可防不可治的，带癌生存几十年的人屡见不鲜，癌症并没有影响他们的生活。所以，对癌症要以积极的心态去预防，即使患了癌，也要以积极的心态去治疗。下面为大家介绍几种能增强身体抵抗力的方法。

第一种方法是"大"字练习，具体动作如下：

两腿开步站立，两臂向两侧伸直。

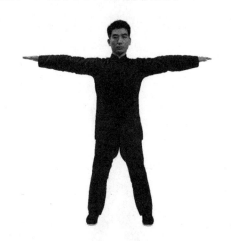

"大"字练习每次 3～5 分钟，每天 2 次为宜。

【动作要领】

手向远伸，头向上提，呼吸和缓。

【功效】

中医有言"正气虚则为积"，道理很简单，如果人的正气充足了，无论何种邪气都无法侵犯机体，但如果正气亏虚，癌毒内生，就容易发生癌症了。所以，癌的本质在于"正虚"。而"大"字练习有利于促进气血运行。气血运行畅通以后，很多由于瘀血导致的症状就容易得到缓解，同时增强人体抵抗力，对预防癌症发生也有一定的帮助。

第二种方法是掌托天门，具体动作如下：

1 开步站立，两手侧起立掌，掌心向外。

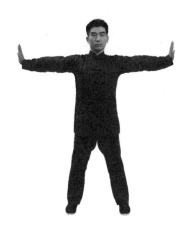

2 手掌向上托，同时将两脚跟提起，目视前方，动作略停。

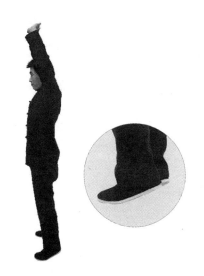

3 脚跟下落，手继续向上撑，抬头目视上方。

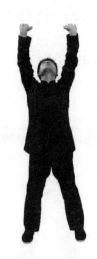

4 两手向左右两侧打开，转掌至掌心向下，收脚还原。

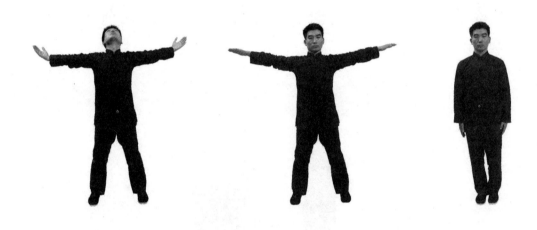

【功效】

中医说"正气存内，邪不可干；邪之所凑，其气必虚"，所以癌症发生的时候身体的正气可能不足。从防癌和治癌角度上来说，首先就要防止正气虚。改善人体虚弱状态，调整机体内环境，提高患者免疫力，加强抵御和祛除病邪的能力，抑制癌细胞的生长，为进一步治疗创造条件。我们通过掌托天门的练习可以促进气血运行至四肢的末梢，让我们身体正气变得更加充足。

排出毒素，减缓癌症发展

中医认为癌症的形成主要是由于痰凝湿聚或热毒内蕴，久而久之瘀积成毒，毒结体内就形成了癌症。用土壤、种子、虫子来做比喻就是：

土壤：是人体大环境，也是人的体质、正气；

种子：是人体细胞，好种子是正常细胞，坏种子是癌细胞；

虫子：就是体内诱发癌细胞生长的各种毒。

癌症的发生，一方面是土壤坏了，整个基础不好，种子也长不好，癌细胞生成；另一方面是土壤没问题，只是种子被虫子破坏了，坏的癌细胞形成。所以，治疗癌症不仅要补正气，改善"土壤"，还要排出毒素，消除体内的"虫子"。本节就给大家介绍两个有利于排毒的方法。

第一个排毒方法是拍打功，具体动作如下：

1 两脚分开约与肩同宽，松静站立，双目平视前方，全身放松，呼吸自然。两手同时拍打面部、头部、颈部、后背、腰部、臀部、大腿外侧、小腿外侧、脚外侧。

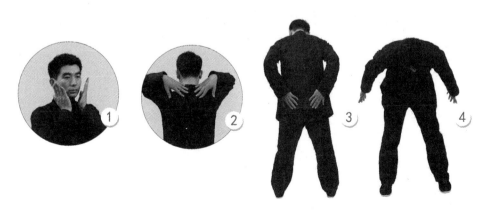

2 两手同时拍打小腿内侧、大腿内侧、腹部、胸部。

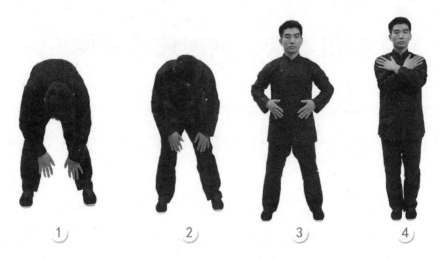

① ② ③ ④

3 右手拍打左上臂内侧、前臂内侧、左手掌、左手背、左手前臂外侧、左上臂外侧、左肩。

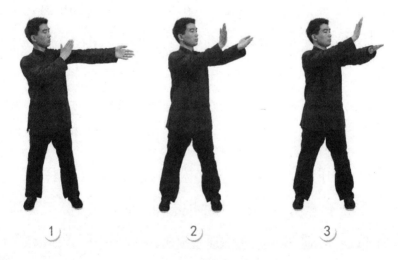

① ② ③

4 左手拍打右上臂内侧、前臂内侧、右手掌、右手背、右手前臂外侧、右上臂外侧、右肩。

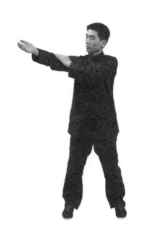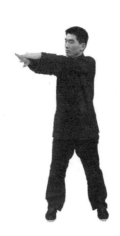

【动作要领】

1. 拍打的时候需要大家特别注意：拍下去的时候要弹起来，就是拍的时候用的是弹法。这样的手法更有利于皮肤的气血运行。

2. 拍打功是顺经脉的走向和交接规律来进行练习的。

第二个排毒方法是反捶背脊式，具体动作如下：

1 将两臂向左右两侧屈肘，然后握空拳置于我们的腰骶部。

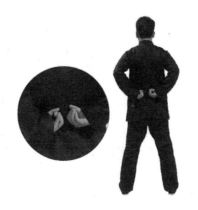

2 两拳从腰骶部开始，缓缓地从下向上敲击，身体缓缓

地前俯。

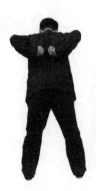

3 两拳敲至尽量往上的位置，然后身体向左旋，目视左后方，继续敲击。

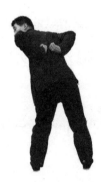

4 身体转正，起身，随着起身动作，两拳从上向下敲击，敲至腰骶部。再用两拳从下往上敲击，敲至尽量往上的位置时，做反方向动作，身体向右旋，目视右后方，继续敲击数次后，恢复自然站立位。

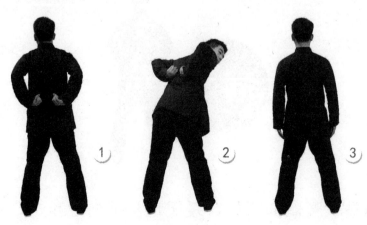

【动作要领】

敲击的时候，要敲下去弹起来，敲完后留一点儿时间静静地体会敲击对我们后背部膀胱经产生的震动效果。如果后背部有微微地发热出汗，效果会比较好。

通过全身的拍打、敲击，可以促进周身气血的运行，增强新陈代谢、提高身体抗病能力，从而达到强身健体的目的。但有一些肿瘤或癌症需要静养，不宜做拍击动作，具体哪些情况不宜做拍击动作，希望大家咨询专业医师。

除湿化痰，不给癌细胞留空间

很多人觉得癌症是人体新长出了癌细胞，所以出现了癌症。也有报道称癌细胞每个人都有，因为它是由我们正常的人体细胞变异而产生的，即体内环境在很长一段时间内出现了一些微妙的变化，加上长期不良的刺激，体内环境持续恶化，使体内条件更适合癌细胞快速生长，所以导致癌症的发生。如果大家思考什么样的体内环境会引起癌细胞生长？借用中医里"怪病多由痰作祟"的解释可能更合适一些。中医认为，痰湿体质不仅会延缓体内毒素代谢，还容易让毒素滋生。因此，在防治癌症时，应多练习有利于除湿化痰的运动。

首先推荐的方法为汗法，所谓汗法就是在保证不损害身体健康的基础上，能让身体发汗的方法。促进发汗的运动有

很多，但并不一定适合癌症患者，因此我推荐体质虚弱者做
这个发汗运动，具体动作为：

1 两手在后背十指交握。

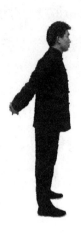

2 两臂伸直，两手带动两臂在背后向上伸展，身体随之
向前俯身，至最大程度时，恢复原位，继续展臂、俯身。重
复 5～10 次，使身体微微出汗为止。

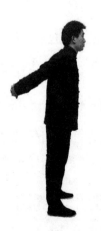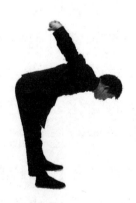

除了上面推荐的运动，大家也可以选择八段锦、节气导
引法、易筋经、五禽戏等其中自己比较喜欢的一些动作，做
到一定的强度，让身体微微发汗就可以了。

第八章

张弛有度，提振精气神

　　随着社会逐渐发展，人们除了关注自己的生活质量以外，开始更多地关注精神世界：是否能够保持最初的喜悦与感恩的心情？对周围的同事、家人是否依然亲切？也许有的人放下手边的工作，精神世界会有点儿空虚迷茫，失眠、抑郁、焦虑、疲劳，这些亚健康状态无时无刻不在困扰着我们。所以，请大家放慢脚步，关心一下自己的精神世界，伸个懒腰，做做运动，其实，健康离我们并不遥远。

像猫一样伸展，失眠可以不吃药

人一辈子中有大约三分之一的时间是在睡眠中度过的，睡眠是维持健康不可缺少的重要部分，对机体能量的补充、脏腑的调节、细胞的恢复等都有重要作用。但有时候由于值夜班、工作忙、事情多，会不可避免地熬夜。熬夜必然会对人体内分泌、免疫力有一定的影响，但通常只要尽快补觉就可以及时恢复。而失眠则相当于长期熬夜，如果不进行干预治疗，对健康的负面影响不可估量。在这里向大家推荐一些能改善失眠的锻炼方法。

第一种方法是握固，具体方法是：

将大拇指屈曲，再将其余四个手指头依次弯曲，简单说就是握拳，把大拇指握在里边。

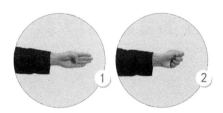

在著名养生学《云笈七签》中记载："拘魂门，制魄户，名曰握固与魂魄安户也，此固精明目，留年还魂法，若能终日握之，邪气百毒不得入。"意思是说，握固之法，就好像把房门关上一样可以静心安魂，固护精气，明目延年；经常进行握固的锻炼，还可以辟邪防毒。可见，握固对于人体三宝"精气神"的固守具有一定的作用。

从中医学角度讲，将大拇指扣在手心，指尖置于无名指

（第四指）的根部，那里有一根细细的筋，按揉会非常酸痛，这是肝脏的风窍所在，肝主筋，在变动为握。如果注意看婴幼儿的手势，就会发现他们经常是握固的姿势，这是由于小孩子的"心肝脾肺肾"及"神魂意魄志"尚未发育完全，出于自我保护，他们往往会本能地紧握拳头以"固魂"。当人的生命结束的那一瞬间，是"肝魂尽失，撒手人寰"。

不管是前人的记载，还是中医学的认识，都认为握固有助于安魂定神，收摄精气。这也正是良好的睡眠所需的必要条件之一，所以长期练习握固会对失眠起到较好的改善作用。握固的方法既可以单独练习，也可以与身体的动作一起练习，比如易筋经的"青龙探爪势"，八段锦的"攒拳怒目增气力"，十二段锦的"闭目冥心坐，握固静思神"等方法。

第二种方法是通过猫伸展式改善失眠，具体动作如下：

1 两腿跪在垫子上，两膝打开与臀部宽度相同，小腿及脚背贴在地上。俯身，挺直腰背，大腿与小腿，大腿与躯干成直角，躯干与地面平行。双手手掌自然按在地上，指尖朝向前方。

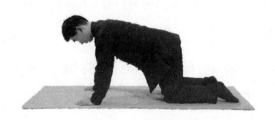

2 吸气，同时慢慢地将臀部翘高，腰向下微曲，形成一

条弧线，眼望前方，然后头部和臀部同时向左侧摆动，略停之后再向右侧摆动。

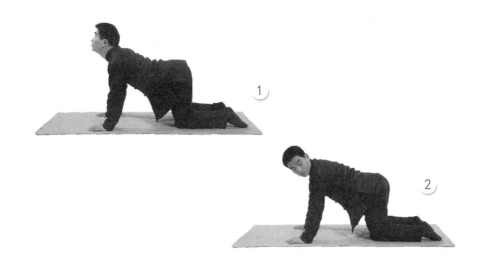

3 摆动后恢复原位。呼气，慢慢地把背部向上拱起，带动脸向下方，目视大腿位置，感到背部有伸展的感觉。配合呼吸，重复以上动作约 10 次。

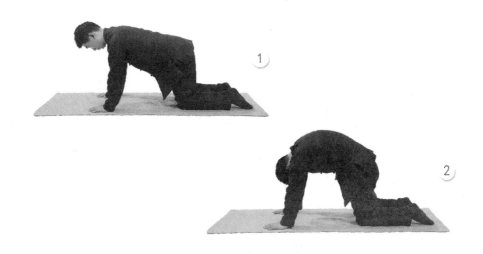

4 完成以上动作后，再一次挺直腰背，同时抬起右脚向

后蹬直至与背部成水平位置，脚掌蹬直，左手向前方伸展。抬起头，眼望前方，伸展背部，略停3～5秒之后再伸展左腿。

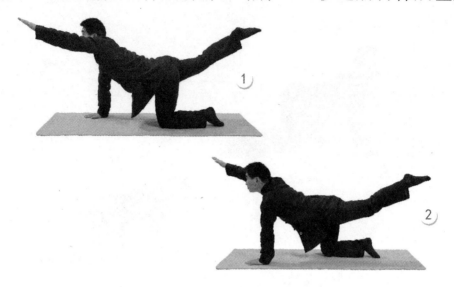

失眠的原因有很多，要想改善失眠，也需要从不同角度入手，整体调节，辨证论治。一方面可通过医学手段调节情绪，缓解压力，放下思想的包袱和重担，重新树立对甜美睡眠的信心。另一方面也要营造温馨的、适合睡眠的外部环境，排除噪音、强光、异味等影响，甚至要从睡衣、被子、枕头的选择上下功夫，创造良好的睡眠条件。

两种减压方法，让你迅速放松

我身边有这样一些朋友，他们看起来各方面条件都不错，有理想的工作、不菲的收入、美满的家庭、健康的身体，按理说应该很幸福了。不过进行深入交流的时候，往往发现在他们的内心深处，承受着很多的压力，比如领导的高要求、同事之间的小摩擦、下属的办事不力、家庭的大小矛盾、身体的各种不适等。面对这些患者的时候，我常常会建议他们在咨询心理医生的同时，要进行本节中讲到的一些解压锻炼，以期达到较好的效果。

第一个解压方法是呼吸放松法，具体动作如下：

1 站位或坐位，先放松身体后面，自然呼吸几次之后，鼻吸气，同时头微仰，身体其他部位不动，保持放松，略停3～5秒钟。嘴呼气，并吐"哈（ha）—"音，同时头颈放松还原。呼气时，注意力集中在头、颈、背部，感觉自己身体背面随着呼气吐音动作而慢慢放松，一直放松到尾骨。

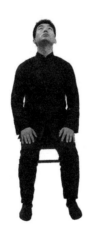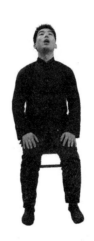

2 放松身体前面，鼻吸气，身体维持原有姿势，保持放松，没有任何动作，以嘴呼气，同时吐"哈（ha）—"音，无身体动作。呼气时，注意力逐渐由前额到胸部，再到腹部，感觉自己身体前面随着呼气吐音慢慢放松，从胸腹一直放松到小腹。

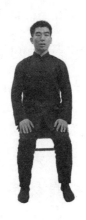

3 放松身体侧面及上肢。鼻吸气，同时头微仰，两手臂从体侧抬起，掌心向上抬至头两侧上方，身体其他部位放松，保持原有姿势，嘴呼气，口吐"哈（ha）—"音，同时头及手臂随之还原，掌心向下。呼气时，注意力集中在手臂、上肢及身体两侧，感觉自己上肢和身体侧面随着呼气吐音动作慢慢放松。

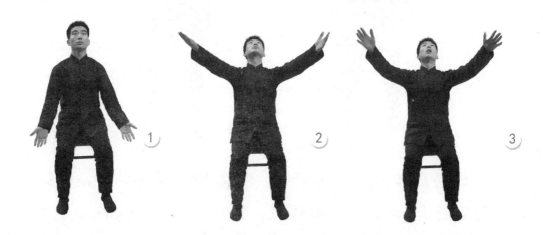

4 整理练习。放松全身，鼻吸气，同时仰头、塌腰，尾骨翘起，两手臂由身体前方向上抬起，掌心向上，腿微屈（若采取坐姿，腿部不用移动），嘴呼气，口吐"哈（ha）—"音，同时全身还原，手臂缓缓落下，掌心向下。呼气时注意力集中在腿部，感觉自己全身，尤其是腿部随着呼气吐音动作慢慢放松。

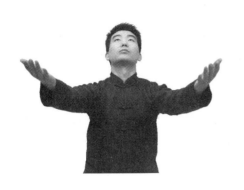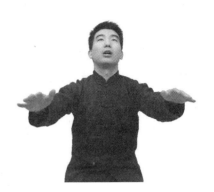

第二个解压方法是头部自我按摩放松法，因为大脑是精神活动的场所，压力大时容易出现头昏脑涨等不适症状，适当的头部按摩对缓解压力有较大的帮助。具体动作如下：

1 首先用除大拇指外的其余四个指头的指尖按摩头的两侧，左右同时按摩，由下向上，一直到头顶，重复 3～5 次。按摩到头顶后，两手十指交叉，抚按在头顶上，体会手的热量缓缓传到颅内。

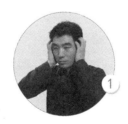

2 做手指梳头动作，也就是把十指均匀地放在前发际处，用指腹缓缓向后梳头，重复 5～10 次。

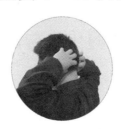

3 以上两个动作做完之后，头部会开始放松，这时候，静静地体会还有哪个部位不是很舒服，再重点刺激哪个部位，方法是用除大拇指外的其余四个指头的指尖轻轻摩擦头皮，以听到嚓嚓的声音为度。

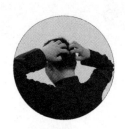

精神调节和压力缓解的方法有很多，各种体育运动、娱乐活动、社会交往等都可以起到一定的作用。每个人还需要结合自己的爱好、时间、场地进行合理地选择。本文给大家介绍的是一些简单易行、效果可靠的方法，希望大家天天都能有个好心情。

抑郁需要宣泄，试试冲拳

虽然现在生活条件改善了，但是很多人却总是容易出现心理上的小问题，甚至会进入一种抑郁的状态。为了改善这样的一种状态，大家非常需要发泄一下。中医里把发泄叫"郁者发之"。但如何去发泄呢？摔东西毁物？打人？这些都是不恰当的方式。理想、健康的发泄可以通过打沙袋、捏尖叫鸡来实现，或者可以通过下面所讲的冲拳发声的方式好好地宣泄一下。

冲拳发声，具体动作如下：

自然站立，两手握拳举在肩上，然后向前大力冲拳，口中发"哈（ha）"的声音。

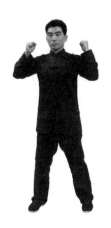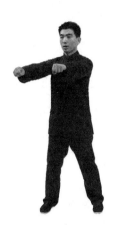

【功效】

心情抑郁的时候，需要有一些行之有效的调节方法，本文中的冲拳、发声，会让一些负面情绪迅速地发散出去，使郁结的肝气能够疏泄开，从而改善抑郁的心情。此外，本书前面所提到的呼吸放松法同样可以疏解抑郁。

除掉焦虑，晃一晃没烦恼

我们很多人都有过焦虑情绪，比如考试前、工作赶进度的时候，或者是亲人生病的时候，我们都会有一种紧张不安、提心吊胆的感觉。焦虑症状较轻的人通过深呼吸就能缓解，而有些焦虑的人不仅有情绪上的慌乱不安，还会伴有腹泻、尿急，甚至恐惧、失控感和濒死感等症状。这些症状发作往往比较突然，而且发展较快。为此，我建议大家如果自觉焦虑症状较重，最好进行专业的心理治疗，平时多做一些调理运动，使自己遇事不慌，慌而不乱，慢慢走出焦虑的阴霾。

第一个缓解运动是摩运，具体动作如下：

坐位或站立位，两手虎口交叉相握，轻抚肚脐，然后两手先轻轻下按，从腹部右侧开始进行向上→左→下的摩运，重复3～5圈。再反方向摩运3～5圈。

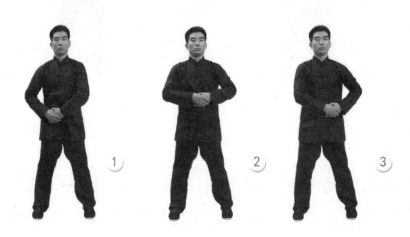

【动作要领】

1. 摩运腹部要有一定的力度，不能轻轻地摩擦，摩运时掌心不能离开腹部皮肤，要以手掌带动腹部运转。

2. 在摩运过程中，注意力要集中在腹部。

【功效】

中医认为，怒喜思悲恐分别对应肝心脾肺肾。焦虑属于思虑过度的一种情绪状态，因此与脾脏的关系非常密切，做腹部的摩运是通过改善脾脏的功能进而改善焦虑情绪，让心情逐渐恢复平静。

第二个缓解运动是五禽戏中的熊运和熊晃，具体动作如下：

熊运

1 两掌握空拳成熊掌状，垂于下腹部，目视两拳。

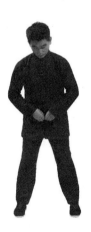

2 以腰腹为轴，上体做顺时针摇晃。两拳沿右肋→上腹→左肋→下腹部划圆，目随之环视，重复1～3次。

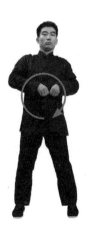

3 逆时针摇晃，动作与顺时针摇晃动作相同，唯方向相反，摇晃动作结束，两拳变掌下落，自然垂于体侧，目视前方。

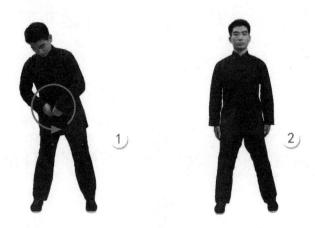

【功效】

熊运的摩腹是在腰腹摇晃被动牵引之下自然完成的，是"根节动，梢节随"的表现，跟传统功法中的晃丹田相似，与我们一般讲的揉腹略有差异。该手法现被广泛应用于治疗气郁导致的头晕、头顶有压迫感、肠鸣腹痛、背部酸痛不适等，具体可参见该手法口诀：

太极摩云劲

太极摩云太极形，神存两掌纽相循。

分推下按开宜重，内合回提却应轻。

摩头督脉导三阳，前后神庭百会当。

左右横开齐角顶，泥丸一统并膀胱。

三阴气脉郁坤阴，覆雨翻云降复升。

再照摩头圈太极，顿教二竖病离身。

摩云先缓转相催，潋滟祥光旋玉圭。

驾鹤嘴开吞八字，蛙鸣腹痛化尘飞。

熊晃

1 开步站立后，先做左式动作。左髋上提，牵拉左脚离地，微屈左膝，两手握空拳成熊掌状，目视左前方。

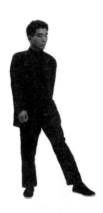

2 左脚向左前方落地，右腿伸直，身体右转，左臂内旋前靠，左拳摆至左膝前上方，右拳摆至体后，目视左前方。

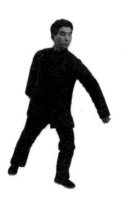

3 身体左转，右腿屈膝，左脚伸直，同时拧腰晃肩，带动两臂弧线摆动，右拳前摆，左拳摆至体后，目视左前方。

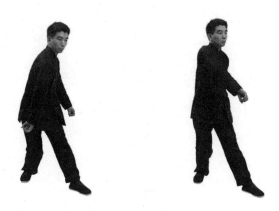

4 两臂前后摆动 2 次后开始右式练习，动作与左式相同，唯方向相反。

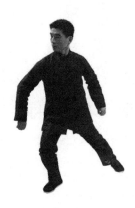

5 右式动作结束后，左脚上步，开步站立，两手自然垂于体侧。而后屈肘，两掌举至胸，两掌再下按，自然垂于体侧，目视前方。

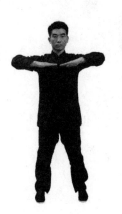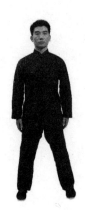

【动作要领】

熊晃动作，通过缩髋来牵动大腿上提，需要按照缩髋、起腿、屈膝的顺序来进行，大腿丝毫不用力，在向前迈步时，身体重心同时向前移动，落步时，全脚掌踩实。此动作看似简单，实则在五禽戏中属于最难操作的一个动作。

【功效】

身体左右晃动时，对两胁部位挤压，起到了疏通胁肋部经气的作用。《黄帝内经》说"邪在肝，则两胁中痛。"本式即通过对两胁部位的挤压，起到条达肝经、舒缓情绪的作用。

补气运动，随时给身体充电

很多年轻人，承受工作和生活的诸多压力，经常觉得全身无力，无精打采，对于朋友聚会这样曾经热衷的事情也提不起兴趣。对于这样的表现，大家疏于关注，认为睡个好觉就能缓解，殊不知，它很可能是气虚的表现。人在气很充足的时候，精力会非常旺盛，气虚的时候，人体能量供给不足，所以就容易疲乏无力，什么都懒得干。面对这样的情况，有几个小小的动作不仅能迅速改善胸闷、疲乏的症状，还能间接调理脏腑功能，让亚健康远离我们的生活。

第一个方法是清明开弓射箭式，具体动作如下：

1 开步站立，先做左式动作。两臂侧起，掌心向前，在头上方两手手腕交叉，目视上方。

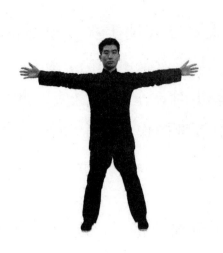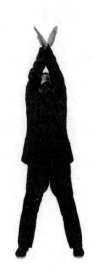

2 两手下落至胸前，两掌心向后。

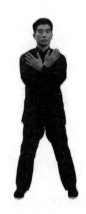

3 左手向左侧推出，掌心向左，手指指尖向前，右手变成虎爪劲拉至肩前，目视左侧，略停3～5秒。

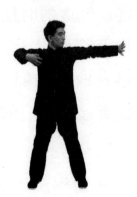

4 两手变掌打开，左掌心向前，右掌心向后，目视左侧。

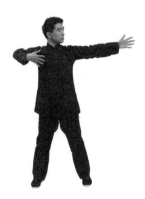

5 右手展开，两臂侧平举，目视前方。

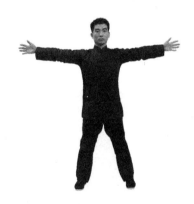

6 继续做右式动作，动作相同，方向相反。最后两臂侧平举之后，两掌掌心向下，下落于身体两侧。

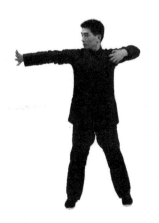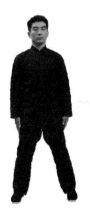

【功效】

练习清明开弓射箭式以后，大家多会觉得呼吸通畅、身体放松，精神也会明显改善。这主要是因为清明开弓射箭式通过向左右开弓射箭的运动，使得胸腔打开，加之身体的上下伸展动作，可以有效牵拉肺脏，促进肺脏的呼吸功能改善。

第二个方法是握固炼气，具体动作如下：

1 两脚开步站立，两手握固，收于腰间。

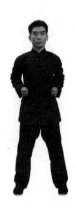

2 以肩带肘向后展，同时缩项，目视上方，略停 3～5 秒。

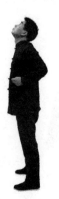

3 两拳带动胳膊向前冲出，目视前方。

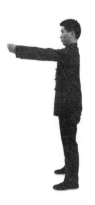

4 冲拳 3～5 次后，两手展开，落于身体两侧。

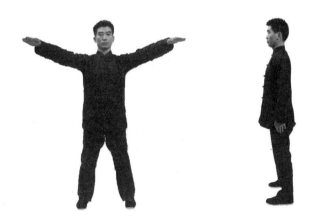

第三个方法是开胸，具体动作如下：

1 坐位或站立位，屈肘握固，两臂后拉。

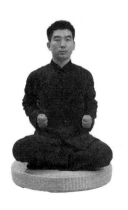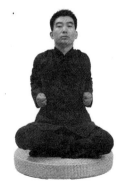

2 展肩扩胸，缩项，头向后仰。

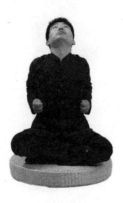

3 两腕在胸前交叉，同时含胸拔背。

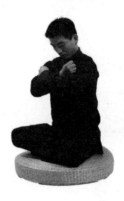

以上动作重复练习 3 次。

第四个方法是转辘轳，具体动作如下：

1 单转辘轳：两手握固，调整身形，屈臂成 90°，以肩带臂，向前→上→后→下划圆，速度要慢，幅度要大。左右肩各重复练习 3 次。

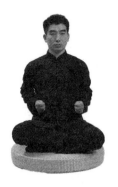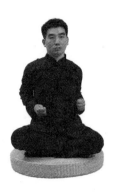

2 双转辘轳：两手握固，调整身形，屈臂成90°，以肩带臂，两肩同时向前→上→后→下划圆，速度要慢，幅度要大，重复练习3次。

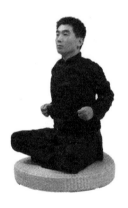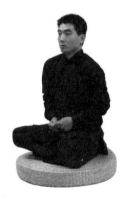

【动作要领】

两拳贴靠在胸部外侧，不可以用力，不能影响呼吸，同时还要随着呼吸时胸部的起伏而起伏。

第九章

呼吸吐纳，
将健康植入生活

　　在中医传统养生中，呼吸吐纳是基本且重要的养生方法。以呼吸吐纳为主，辅以简单的肢体动作来改善脏腑功能，增加肢体灵活性，进而达到身心安康的状态。如六字诀结合四时五脏阴阳的观念，应四季变化，补五脏不足，体现了天人合一的思想。本章所讲的呼吸吐纳养生方法，简单易学，实用方便，借自然之气养后天之形，为生命输送精气神。在日常生活中可以多加练习。

六字诀，声形结合养五脏

六字诀又称为六字气诀，包括"嘘、呵、呼、呬、吹、嘻"这六个字。它是以呼吸吐纳为主并辅以简单肢体动作的养生方式。最早记载于南北朝时陶弘景所著《养性延命录》中，该方法在众多导引功法中独具特色。众所周知，调身、调息、调心三调合一是导引法的一项基本要求，也是对中医学形神合一健康观的应用。如果直接从呼吸入手，辅以肢体动作，不仅可以对人的精神意识和思维活动起到调节作用，还可以改善脏腑功能，增加肢体灵活性。

表1　六字诀脏腑对应关系简表

脏腑 著作	肝	心	脾	肺	肾	其他
养性延命录 / 千金方	呵	吹、呼	唏（嘻）	嘘	呬	
诸病源候论	呵	吹、呼	唏（嘻）	嘘	呬	
童蒙止观 / 遵生八笺	嘘	呵	呼	呬	吹	嘻（三焦）
道藏玉轴经	嘘	呵	呼	呬	吹	嘻（胆）
健身气功 六字诀	嘘	呵	呼	呬	吹	嘻（少阳三焦）

预备势

两脚并拢，正直站立。

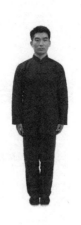

起势

1 左脚开步，与肩同宽。

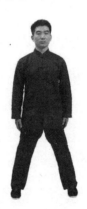

2 两手掌心向上从腹前缓缓上托至胸前，转掌，掌心向下，再缓缓地向下按至腹前。随着两手下按，两腿逐渐屈曲。

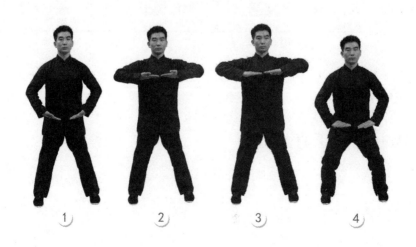

3 屈膝拨掌至两臂成圆，目视下方。

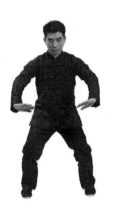

4 转掌收回，两手虎口，交叉相握，轻抚肚脐，静养片刻。

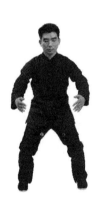 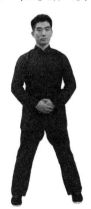

嘘字诀，养肝

1 两手松开，掌心向上，手指向前，收于腰间。

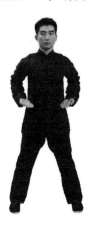

2 深吸气，呼气的时候发"嘘"字音。同时身体左转，右掌向左侧穿出，掌心向上，目视左方。

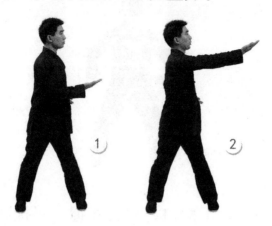

3 做右式动作，身体右转，穿左掌，发"嘘"字音。

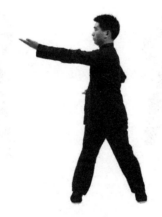

一左一右为 1 次，共练习 3 次。

【动作要领】

每次的呼吸不要刻意追求发音的时长，而是在我们练完这个呼吸，下一次呼吸不会觉得憋气，掌握到这样的幅度就可以了。

呵字诀，养心

1 两脚分开，两手掌心向上收于腰间，然后两肘微向上提，向前插掌，捧掌，目视掌心。

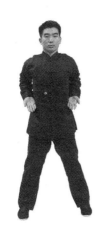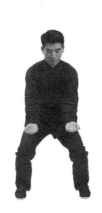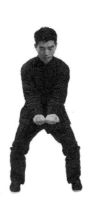

2 起身，两手上捧，手指不要超过下颌。

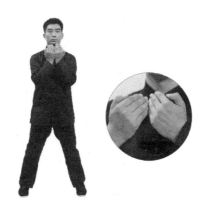

3 抬肘，两手手指的背面相靠，然后两手下插，下插的时候发"呵"字音，至肚脐前停止。

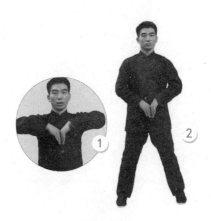

4 两手下插至肚脐前，屈膝拨掌至两臂成圆。手画一个"心"的形状，再次捧掌，目视下方。

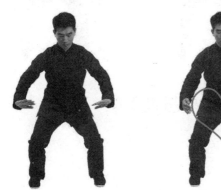 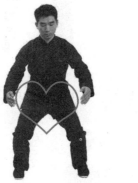 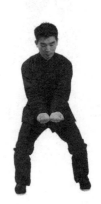

两手捧掌，下插 6 次，发"呵"字音 6 次。

【动作要领】

我们需要注意的是动作和发音同时开始，同时结束。手在胸前下插开始发"呵"字音，手到肚脐前的时候"呵"这个声音停止。

呼字诀，养脾

1 上接呵字诀的外拨动作，转掌心向内，起身，两手缓缓地向内靠拢，距离肚脐约 10 厘米。

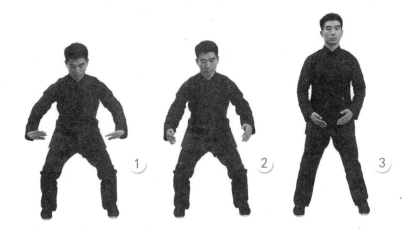

2 深吸气后，发"呼"字音，同时屈膝，两手外开至两臂撑圆后停止发音。最后起身吸气，两手缓缓回收于肚脐前，调整呼吸，准备第 2 次两手外开，发"呼"字音。

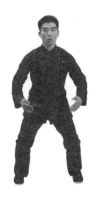

两手外开，发"呼"字音共 6 次。

【动作要领】

1. 呼字诀虽然是我们六字诀当中动作最为简单的一个字诀，但仍要注意两手在肚脐前，劳宫穴要与肚脐同高。

2. 屈膝两手外开的时候，手的高度始终与肚脐同高。

3. 发"呼"这个音的时候，手的动作和腿的动作要同时开始、同时结束。

呬字诀，养肺

1 上接呼字诀的最后一个动作，两手掌心向上托掌，两腿伸直。

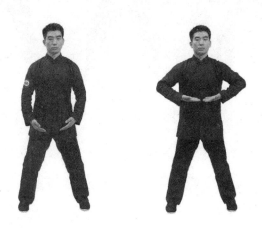

2 两手落肘夹肋，掌心相对，立掌于肩前，而后展肩扩胸、藏头缩项。

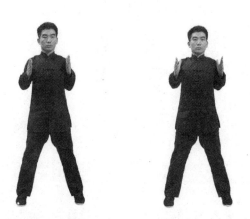

3 小指一侧先向前推掌，掌根再用力，推掌的时候开始发"呬"字音，至两臂伸直后停止发音。

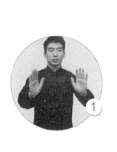
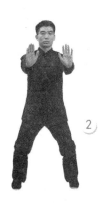

4 转手指，收回至胸前，调整呼吸，准备第 2 次落肘夹肋，推掌，发"呬"字音。

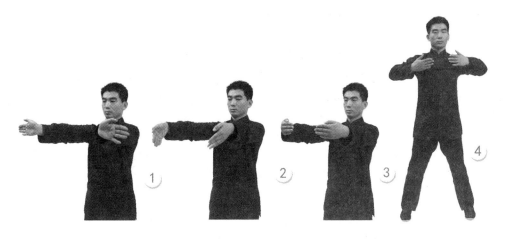

推掌发"呬"字音共 6 次。

【动作要领】

1. 两手立于肩前的时候，两臂尽量平行不要将两肘向左右打开。

2. 藏头缩项的时候，下巴微微地向上，有点像我们在急救的过程中，会将人的额头微微地向下压，然后将下巴向上抬，这个称为开放气道，有利于通畅呼吸，达到养肺效果。

3. 推掌的时候，从小指一侧开始，缓缓地前推，然后逐渐转到手指掌根向前推出，手指往回勾。

4. 动作和呼吸同始同终，也就是在推掌的同时开始发"呬"这个音，手掌到位后"呬"音也结束。

吹字诀，养肾

1 接呬字诀两手向前推出，然后两手伸平，手指指尖向前伸，掌心向下。

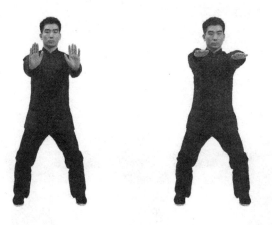

2 两臂向左右两侧打开，向后划弧，将两手置于腰部的腰眼穴。

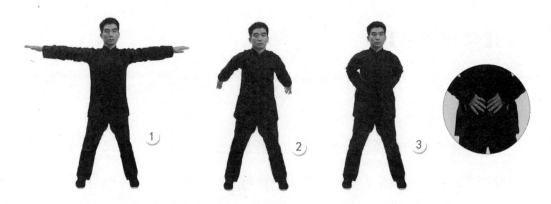

3 两手下滑，两膝随之屈曲，发"吹"字音。

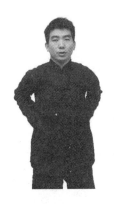

4 手下滑至臀下的承扶穴后，两臂向前摆，停止发"吹"字音。

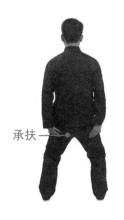
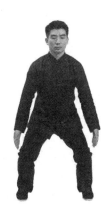

承扶

5 两臂向前摆至与腰同高，收回，由前向后按摩带脉，抚按腰眼。调整呼吸后，重复两手下滑，发"吹"字音。本式共发6次"吹"字音。

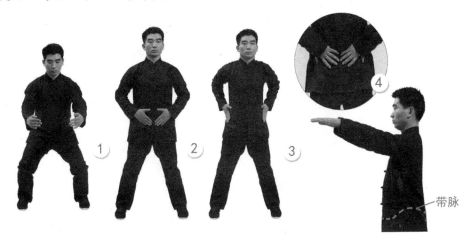

带脉

6 第 6 次发"吹"字音后，两臂前摆，摆至腹前，十指相对，目视前下方。

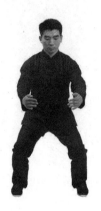

【动作要领】

1. 两手收回以后，两手的大拇指和其他四指抚按在肚脐周围。

2. 按摩带脉不要用力，轻轻按摩即可。

嘻字诀，理三焦

1 接吹字诀最后一个动作，两腿屈曲，两臂垂落，手背相靠，指尖向下，目视前方。

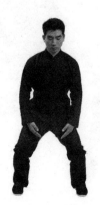 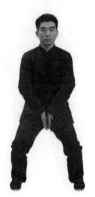

2 两腿缓缓伸直，同时两手上提至胸前。

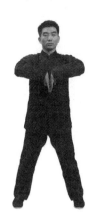

3 两手继续上提，在面前外开，两臂成弧形，掌心斜向上，目视前上方，略停 3～5 秒。

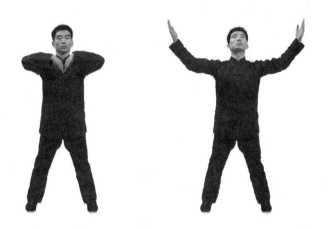

4 两掌在面前收回，掌心向下，手指相对，两臂与肩同高。

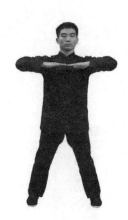

5 两手下按，同时屈膝下蹲，口吐"嘻"字音。

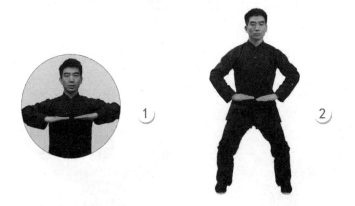

6 两手下按至脐停止发"嘻"字音，两掌继续向下、向左右外分，掌心向外。调整呼吸后，两掌手背相靠，准备第2次发"嘻"字音。

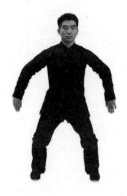

本式共发"嘻"字音6次。

【动作要领】

1. 嘻字诀是我们六字诀的最后一个动作，主要掌握发"嘻"字音时，起于两手从胸部下按，止于两手下按至脐。

2. 发"嘻"字音时，声音匀细，无断续。

收势

在最后一次吐完"嘻"字音后，两掌外分，掌心向外，而后转掌，改掌心向前，两臂向腹前靠拢，两腿随之伸直，两手虎口在腹前交叉相握，做抚按肚脐动作：先顺时针按揉3圈，再逆时针按揉3圈。最后两手松开，还原至体侧，左脚收回。

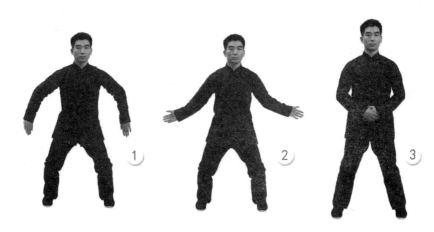

大家既可以按照六字诀的顺序进行系统的练习，也可以根据自己的需求，进行单个字诀的练习。为了方便记忆，我们可以用古人胡文焕在《类修要诀》里的一首诗来总结他们的动作特点：

六字诀

肝若嘘时目睁睛，肺知呬气手双擎，

心呵顶上连叉手，肾吹抱取膝头平，

脾病呼时需撮口，三焦客热卧嘻宁。

脾脏养生乐，调和脾胃增体质

中医藏象学说认为，脾胃属于中焦，五行属土，具有消化食物化生气血的功能，所以说脾胃为"气血生化之源""后天之本"。对于脾的保健养生，需要做好饮食调节，同时也可以采用一些锻炼方法，与药物一起共同起到增强脾胃功能的作用。现介绍脾脏养生乐：

脾脏的音符——GONG（宫）——GUO（果）

脾的音符以土性所发的"歌声"为音韵的格律。因为这种音韵发自脾脏，所以能够直达脾脏，单独对脾脏及全身发生作用。脾脏养生乐吟唱如下图：

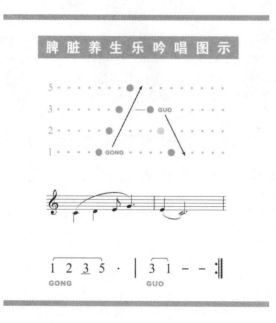

吸气，默念"GONG（宫）"的声音。"GONG（宫）"是以"单转一音"为规格，即把"GONG（宫）"延长，进行旋律及节奏的变化，同时张口吸气入内。

呼气，出声吟唱"GUO（果）"的声音。"GUO（果）"也以"单转一音"为规格，即把"GUO（果）"延长，进行旋律及节奏的变化，同时张口呼气外出。

"GONG（宫）"用鼻窦音，是以刚为用；"GUO（果）"用腮后音，是以柔为用。专练脾脏的音符，都是以"单转一音"为规格的，直接照念本音，运用"刚""柔"两气，引发细长的音符，一吐一纳，一呼一吸，直达脾脏。

脾脏养生乐——合和

脾的音符为"GONG（宫）"和"GUO（果）"，其音中正浑厚而宽广，且极富有穿透力。

乐曲以声如大地般浑厚而宽广的埙声、清新悦耳的筝声为主，配以三角铁、鼓等打击乐。

全曲轻松欢快而不失凝重，庄重典雅而兼有恢宏之势。故与人体后天之本、气血生化之源，兼有混合之力、运化之功的脾胃之气相通，故曲名《合和》，诀云："合和之力，运化之功。健脾和胃，食欲倍增。"

经常聆听此乐、吟唱此音，有助于调和脾胃、增进食欲、调畅气血、消除疲劳、增强体质、缓解压力等。

脾的姿势——自在坐

脾脏导引术的专门练习姿势，古人称之为自在坐。

正身端坐，右腿弯曲、盘蜷，右脚跟轻轻抵住会阴穴，右脚心斜仰向后；左腿屈膝，左脚踏地，以左膝髌骨正对左乳为度。

右腿蜷盘，要尽量放松股、膝、踝关节。左腿的远近可自行调节，左脚也可踩踏一个专用的垫子，视个人情况而定，一切均以舒适为度。左右腿不互换练习。

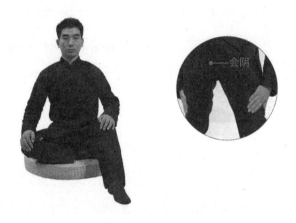

脾的手印——真脏印

脾的手印称为真脏印。握持手印时两手伸直，掌指自然相互交叉，两掌心向内，左掌轻贴左侧章门穴，右掌轻贴肚脐神阙穴。

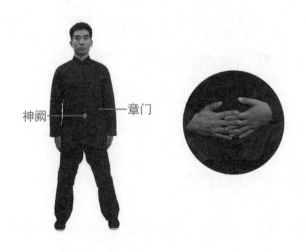

整个身形、手印都以逍遥自在为原则，不要觉得拘束、不舒服即可。

脾脏导引术锻炼方法

手印握好之后，采用自在坐或适合自己的锻炼姿势，调整身形，配合脾脏的养生乐，开始练习脾脏导引术。

1 两手结印成真脏印，两掌自然交叉，掌心向内，左掌正对左侧章门穴，右掌正对肚脐神阙穴。吸气时，两手手印随着腹部微微向内；呼气时，两手手印随着腹部微微向外。如此重复练习 3 次。

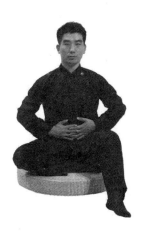

2 吸气时，两手手印随着腹部微微向内，同时默念脾的音符"GONG（宫）"的声音。呼气时，两手手印随着腹部微微向外，同时出声吟唱脾的音符"GUO（果）"的声音。如此重复练习若干次。

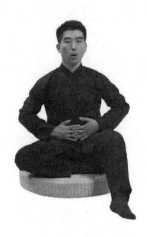

在念诵音符时，要集中精神，静静地体会音符在脾脏及整个身体内外的震荡，观察音符对身、心、气、行、境等的影响。

【动作要领】

1. 两手只是随着腹部的起伏而起伏，微微有向内、向外的动作，两手贴在腹部的位置并没有移动和改变。

2. 两手贴靠在左腹部外侧，不可以用力，不能影响呼吸的顺利进行，同时还要随着呼吸时腹部的起伏而起伏。

3. 在练习过程中，如果觉得有呼吸紧张、不畅等现象，可以随时停止念诵，用自然呼吸的方法进行调整，待呼吸调匀之后再继续开始念诵。

4. 在念诵音符的时候，要集中精神，关注脾脏、全身乃至环境。一心存想着所念的音符，一个音接着一个音，音音都在脾脏、全身乃至周围环境中波动着。同时两掌随着吐纳刚柔的音调，微微相应着。

5. 初学者，每次吸气默念"GONG（宫）"声音的同时，还要注意静静地听老师或者脾脏导引术养生音乐中发出的"GONG（宫）"的声音，把默念、静听、口念、心想合而为一，直至念而无念的境界。每次呼气时则出声吟唱"GUO（果）"的声音。

肺脏养生乐，益气又养肺

肺位于胸腔，左右各一。肺在五脏六腑中位置最高，覆盖诸脏，故有"华盖"之称。肺叶娇嫩，不耐寒热燥湿诸邪之侵；肺又上通鼻窍，外合皮毛，与自然界息息相通，易受外邪侵袭，故有"娇脏"之称。对于肺脏的保护，首先是不要吸烟，烟中的尼古丁会对肺产生严重的破坏，同时要经常呼吸新鲜空气，促进肺内气体的交换。平时可以适当吃一些清肺的食物，如胡萝卜、梨、木耳、豆浆、蜂蜜等。除此之外，还可以经常练习肺脏养生乐。

肺脏的音符——SHANG（商）——ANG（昂）

肺脏的音符以金性所发的"哭声"为音韵的格律。因为这种音韵发自肺脏，有它的物质根源，所以这种音符能够直达肺脏，对肺脏及全身产生影响。

肺脏的音符，清越悠长而哀婉，铿锵有力如金石之音。肺脏养生乐吟唱图如下：

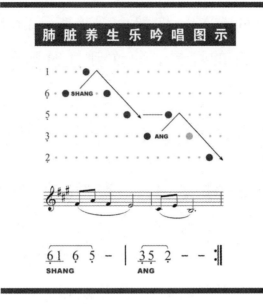

吸气，默念"SHANG（商）"的声音。"SHANG（商）"是以"单转一音"为规格，即把"SHANG（商）"音延长，进行旋律及节奏的变化，同时张口吸气入内。

呼气，出声念"ANG（昂）"的声音。"ANG（昂）"也以"单转一音"为规格，也把"ANG（昂）"音延长，进行旋律及节奏的变化，同时张口呼气外出。

肺脏养生乐——云凝

肺脏的音符为"SHANG（商）"和"ANG（昂）"，乐曲以略显哀婉又铿锵有力的琵琶声和如泣如诉的箫声为主，配以磬、铃等金石清脆之音以及鼓等打击乐。

全曲如天籁之音，似千回百转，宽广而深远，空灵而寂静，既有收获的喜悦，又在神秘的气息中，缥缈的韵律下略带一份沉重，让人们在浮躁不安、飘忽不定的情绪中，达到松静自然、意气相随的状态，故曲名《云凝》，诀云："风停云凝，气定神敛。益气养肺，百邪不侵。"

经常聆听此乐、吟唱此音，有助于凝神入静、益气养肺，使肺气宣发和肃降的功能正常，增加肺活量，增强体质，提高免疫力，预防疾病。

肺的姿势——盘坐式

练习肺脏导引术，可以采用盘坐式（自然盘、散盘、单盘、双盘）、跪坐式、正坐式、平肩裆式、弓箭裆式、卧式、行式等各种姿势进行练习，本节我仅示范一下单盘坐式，单盘坐式也是双盘坐式的基础。

正身端坐，以右脚脚跟轻轻抵在会阴穴处，左脚置于右腿的大腿根部，脚心朝上，两腿放平。左右腿可以互换练习。

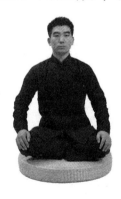

本坐式难易程度适中，且在练习过程中不易让人感到疲劳。

肺的手印——金刚杵

肺的手印称为金刚杵，又名金刚拳、千金闸、握固。大拇指抵掐无名指根节靠近中指一侧，其余四指屈拢成拳握住大指，握拳不可太用力。

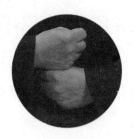

肺脏导引术锻炼方法

手印握好之后，选择适合自己的锻炼姿势，调整身形，配合肺脏的养生乐，开始练习肺脏导引术。

1 两手结印成金刚杵，两拳右上左下、上下重叠，拳眼向上、拳心向内，轻轻贴靠在胸前膻中穴处。吸气时，两手手印随着胸部微微外凸；呼气时，两手手印随着胸部微微内凹。如此重复练习 3 次。

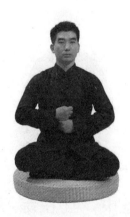

2 吸气时，两手手印随着胸部微微外凸，同时心里默念"SHANG（商）"的声音；呼气时，两手手印随着胸部微微内凹，同时出声吟唱"ANG（昂）"的声音。如此重复练习若干次。

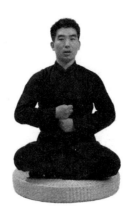

在念诵音符的时候，要集中精神，静静地体会音符在肺脏及整个身体内外的震动，观察音符对身、心、气、行、境等的影响。

【动作要领】

1．两手只是随着胸部的起伏而起伏，微微有向内、向外的动作，两手贴在胸部的位置并没有移动和改变。

2．两拳贴靠在胸部，不可以用力，不能影响呼吸，同时还要随着呼吸时胸部的起伏而起伏。

3．在练习过程中，如果觉得有呼吸紧张、不畅等现象，可以随时停止念诵，用自然呼吸的方法进行调整，待呼吸调匀之后再继续开始念诵。

4．在念诵音符的时候，要集中精神，关注肺脏、全身乃至周围的环境。一心存想着所念的音符，一个音接着一个音，音音都在肺脏、全身乃至周围环境中波动着。

心脏养生乐，宁心又安神

曾看到徐经世医生说过这样一句话："欲修身，必先正心，心正方能身安，身安方能体健，体健方能延年益寿。"我觉得非常有道理。《内经》中记载："心者，五脏六腑之主也，忧愁则心动，心动则五脏六腑皆摇。"心为君主之官，情志的变化会让心神受扰，五脏六腑也会跟着生病。如果要预防疾病的发生，首先要养心，心安，则百病自去，诸病不生。如何养心？方法很多，心脏养生乐便是其中之一。

心脏的音符——ZHEN（真）——DENG（登）

心的音符以火性所发的"笑声"为音韵的格律。因为这种音韵发自心脏，有它的物质根源，所以练习这种功法，可以对心脏起到锻炼的作用。心脏养生乐吟唱图如下：

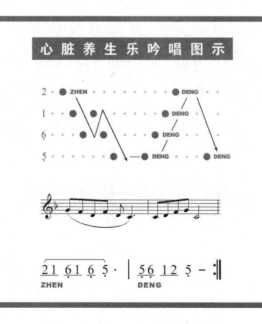

吸气，默念"ZHEN（真）"的音。"ZHEN（真）"是以"单转一音"为规格，即先发"ZHEN（真）"音，而后就变成"EN"音了。即先舌尖发音，然后再变为鼻窦音。音符由高到低，越变越柔，不断下降。

呼气，出声吟唱"DENG（登）"的音。"DENG（登）"是以"迭念本音"为规格，即连续念"DENG（登）"的音共5次，而不变音。这个音符发的是舌尖音，音符逐渐向上升高，念到第3个音时，在头顶产生共鸣，到第4个音时变为刚音，音符拉长，向上翻高，同时由鼻孔向外呼气，心气反而下降。第5个音时则转而逐步下降。

"ZHEN（真）"为阳中之阳，发音高亢而清；"DENG（登）"为阳，发音较重，清中有浊。

心脏养生乐——绽放

心的音符为"ZHEN（真）"和"DENG（登）"，其音高亢有力、升中有降、清浊并见、历历分明。

乐曲以古朴高雅的琴声、鸣咽婉转的箫声为主，配以大钟、鼓等打击乐，以及流水潺潺等自然之声。

心如倒悬之莲花，其性升而开散，故曲名《绽放》，诀云："红莲倒悬，绽放心田；养心安神，喜悦常存。"

经常聆听此乐、吟唱此音，有助于宁心安神、改善睡眠、调节心率、稳定血压、畅通血脉、提神醒脑、增强记忆力、提高工作效率。

心的姿势——跨鹤坐

练习心脏导引术，有一种很特殊的专门练习姿势，古人称为跨鹤坐，又名真武坐。当然练习者也可以根据自身情况采用盘坐式（自然盘、散盘、单盘、双盘）、跪坐式、正坐式、平肩裆式、弓箭裆式、卧式、行式等姿势进行练习。

正身端坐在椅凳上，椅、凳的高度约与自己小腿长度相同。右腿弯曲、盘蜷，右脚跟轻轻抵住会阴穴，右脚心斜仰向后。左腿垂坐，左脚踏地，左腿大腿的二分之一处轻轻压在右脚心上。

右腿蜷盘，要尽量放松股、膝、踝关节。左足垂坐，不可悬空，须脚踏实地、安稳坐住。左右腿可以互换练习。

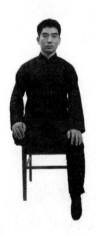

心的手印——金钩印

小指是手少阴心经的循行部位，两小指相交的"金钩印"有利于促进心经气血的循环往复。

握持手印时两手自然握拳，不可太用力。两小指相互勾着，右手手心向内朝着肚脐的方向，左手手心向上，两手位置成 90° 直角。

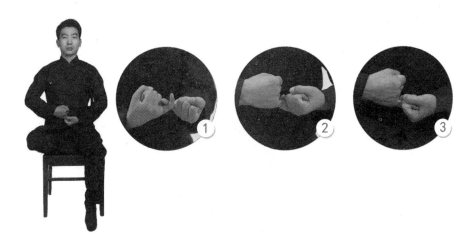

心脏导引术锻炼方法

手印握好之后，采用跨鹤坐或适合自己的锻炼姿势，调整身形，配合心脏的养生乐，开始练习心脏养生导引术。

1 两手结印成金钩印，轻轻贴靠在脐下腹部。吸气时，两手手印随着腹部微微向内；呼气时，两手手印随着腹部微微向外。如此重复练习 3 次。

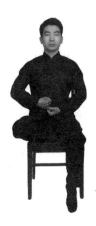

2 吸气时，两手手印随着腹部微微向内，同时默念"ZHEN（真）"的声音；呼气时，两手手印随着腹部微微向

外，同时出声吟唱"DENG（登）"的声音。如此重复练习若干次。

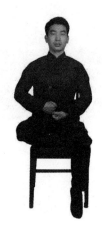

在念诵音符的同时，要集中意识，静静地体会音符在心脏及整个身体内外的震动，观察音符对身、心、气、行、境等的影响。

【动作要领】

1. 两手只是轻轻贴靠在腹部，并随着腹部的起伏而起伏，两手贴在腹部的位置并没有移动和改变。

2. 两拳贴靠在下腹部不可以用力，不能影响呼吸，同时还要随着呼吸时腹部的起伏而起伏。

3. 在练习过程中，如果觉得有呼吸紧张、不畅等现象，可以随时停止念诵，用自然呼吸的方法进行调整，待呼吸调匀之后再继续开始念诵。

4. 在念音符的时候，要集中精神，关注心脏、全身乃至环境。一心存想着所念的音符，一个音接着一个音，音音都在心脏、全身乃至周围的环境中波动着，好像以石投水，水波不断一起一伏似的。

5. 初学者，每次吸气默念"ZHEN（真）"声音的同时，还要注意静静地听老师或者心脏导引术养生音乐中发出的"ZHEN（真）"的声音，把默念、静听、口念、心想合而为一，直至念而无念的境界。每次呼气时则出声吟唱"DENG（登）"的声音。

后 记

　　每个人都想拥有强健的体魄、良好的心态，能高效地工作，然而并不是每个人都能做到。细想一下，在偏远的山村，科技不发达的从前，老百姓过着"日用而不知"的健康生活，适度的劳作、平和的心态、清淡的饮食、鲜活的环境……生活好像本来就如此。而在繁华的都市、日新月异的今天，很多人处于"知而不日用"的糟糕状态，频繁的熬夜、紧张的情绪、暴食与节食相交替、身处难以逃离的污染……生活好像不得不如此。

　　何谓"知而不日用"？其实很多健康养生理论读者都知道，甚至知之甚多、知之甚广，然而并没有去"绝知此事要躬行""学而时习之"。这就造就了很多知识的大巨人和行动的小矮人。如何能避免这一现象，向着"知行合一"前进一步呢？您可以尝试一下本书推荐的方法。

　　这些方法都是在长期的教学和临床实践中总结和提炼出来的，也有很多在中央电视台《健康之路》、北京卫视《养生堂》等媒体推荐过，是易学易练、行之有效的方法。

　　感谢我的博士生导师曹洪欣教授从学术上的悉心指导、从全书框架设计上的宝贵建议。曹老师在百忙中为本书作序，深感荣幸。

　　感谢张明亮老师在中医导引方面的传授与解惑，本书的导引方法很多都是张老师手把手教会的。

　　本书在编写过程中，中国中医科学院李连达院士、雷燕研究员、王军平老师、鞠大宏研究员、宋军研究员，北京中医药大学邹忆怀教授、林殷教授，日本大正大学牛黎涛教授多次给予学术指导和帮助。

　　中国中医科学院研究生王攀、袁丽丽、李云宁、王雪、张喜、蓝怡、程晓菲等参与了书稿的整理和校对工作。

　　科学技术文献出版社策划编辑王黛君老师、责任编辑张凤娇老师从立题、文字、体例、配图等方面提出了很多宝贵意见和建议，并做了大量工作。

　　本书出版得到了中国中医科学院自由探索项目（ZZ0908038）、院自主选题（ZZ2015001）的扶持和帮助。

　　在此一并致谢。

　　因为编者水平有限，本书错误、不当之处，恳请各位专家、老师，各位读者朋友不吝赐教。

参考文献

1. 曹洪欣. 中医养生大成 [M]. 福州：福建科学技术出版社，2011.

2. 张明亮. 唤醒你的身体——中医形体导引术 [M]. 北京：学苑出版社，2014.

3. 邹忆怀，李宗衡，张华，等. 王永炎教授"松"与"静"的观点在偏瘫康复中的应用 [J]. 中国医药学报，2004，19（9）：540－541.

4. 刘天君. 中医气功学 [M]. 北京：中国中医药出版社，2005.

5. 国家体育总局健身气功管理中心. 健身气功·八段锦 [M]. 北京：人民体育出版社，2003.

6. 国家体育总局健身气功管理中心. 健身气功·六字诀 [M]. 北京：人民体育出版社，2003.

7. 严世芸. 中医学术发展史 [M]. 上海：上海中医药大学出版社，2004.

8. 张明亮. 二十四节气导引养生法 [M]. 北京：人民卫生出版社，2015.

9. 张灿玾，张增敏. 隋唐五代医学文献发展概述 [J]. 天津中医药大学学报，2006，25（3）：122－125.

10. 刘朴. 汉竹简《引书》中健康导引法的复原及特征研究 [J]. 体育科学，2008，28（12）：81－85.

11. 吴巧灵.《吕氏春秋·古乐篇》中的乐舞史料研究 ［D］. 上海：上海师范大学，2012.

12. 王明皓.《黄庭经》"众神"思想研究 ［D］. 北京：北京中医药大学，2005.

13. 张志斌. 隋唐时期医学思想特点的分析研究 ［J］. 中华医史杂志，2001，31（1）：22—27.

14. 方伯荣. 浅近设喻透彻说理——苏轼《教战守策》的艺术特色 ［J］. 名作欣赏，1984，（3）：70—72.

15. 张志斌，程英. 敬慎山房《导引图》考辨 ［J］. 中医文献杂志，2010，（5）：1—3.

16. 陶弘景. 养性延命录 ［M］. 呼和浩特：内蒙古科学技术出版社，2002.

17. 张明亮. 五脏的音符：中医五脏导引术 ［M］. 北京：学苑出版社，2011.

18. 李经纬. 中国古代医史图录 ［M］. 北京：人民卫生出版社，1992.